Jean Pütz • Monika Kirschner

Lebenselixiere aus Fernost

Grüner Tee • Ginseng • Ingwer • Algen

Rowohlt Taschenbuch Verlag

Die Vorschläge und Rezepte in diesem Buch sind von Autoren und Verlag nach bestem Wissen und Gewissen sorgfältig erwogen und geprüft. Autoren und Verlag übernehmen keine Haftung für etwaige Personen-, Sach- und Vermögensschäden, die sich aus dem Gebrauch oder Mißbrauch der in diesem Buch dargestellten Informationen und Rezepte ergeben.

BILDQUELLEN

S. 10: Ullstein Bilderdienst, Berlin, S. 11, 28, 34, 50, 83 (rechts): Monika Kirschner, Seesbach, S. 24 (links), 33 (links): Deutsches Teebüro, Hamburg, S. 24 (rechts): Hu Hsiang-fan, Die Bambusbrücke, Burgstetten, S. 25, 35: Lehrmittelverlag Wilhelm Hagemann GmbH, Düsseldorf, mit freundlicher Genehmigung der Teekanne GmbH, Düsseldorf, S. 68: WDR, Köln, S. 69: Behr, Wunderlich & Co., Hamburg, S. 83 (links): Gerhard Höfer, Pflanzenarchiv Lavendelfoto, Hamburg, Peter Klock, Südflora Baumschulen, Hamburg, S. 90: Vladimir Rydl, Köln

ALLE ÜBRIGEN FOTOS

Cornelis Gollhardt, Köln / Stephan Wieland, Düsseldorf

GRAFIKEN

Designbureau Jochen Kremer / Gabi Mahler, Köln

Veröffentlicht im Rowohlt Taschenbuch Verlag,
Reinbek bei Hamburg, Januar 2004
Lizenzausgabe mit freundlicher Genehmigung der
Egmont vgs verlagsgesellschaft, Köln
Titel der Originalausgabe: Grüner Tee, Ginseng, Ingwer, Algen.
Lebenselixiere aus Fernost

Umschlaggestaltung any.way, Martina Kloke
(Foto: Teezeremonie; IFA / Algen; fotoagentur jump)
Gesamtherstellung Universitätsdruckerei H. Stürtz AG, Würzburg
Printed in Germany
ISBN 3 499 61525 8

Inhalt

Liebe Leserinnen und Leser,

in den letzten 30 Jahren hat sich die Zahl der über Achtzigjährigen in der Bundesrepublik verdreifacht. Bis zum Jahre 2020 wird die durchschnittliche Lebenserwartung der Frauen in den Industrienationen bei 88 Jahren liegen und die der Männer bei 78 Jahren. Im Vergleich dazu lag der Wert im Jahr 1990 für Frauen noch bei 80 Jahren und für Männer bei 73 Jahren. Auch wenn diese Entwicklung nicht in dem Ausmaß anhält, so sind die Folgen für uns persönlich und gesellschaftlich gravierend. Lebten im Jahre 1990 noch drei Millionen über Achtzigjährige in Deutschland, werden es im Jahre 2030 viereinhalb Millionen Bürger sein; eine Steigerung von 50 Prozent!
Solche Ankündigungen lösen jedoch nicht bei jedem ungetrübte Freude aus. Was nützt uns eine von Statistikern berechnete hohe Lebenserwartung, wenn wir die gewonnenen Jahre als Pflegefall in einem Altersheim verbringen müssen? Wichtiger als die Anzahl der Jahre ist die Qualität des Lebens. Es geht um ein langes und gesundes Leben, ein aktives und selbstbestimmtes Leben mit Genuß.
Die Hobbythekreihe „Länger leben, besser leben", von der Ihnen der erste Band mit diesem Buch vorliegt, ist diesem Wunsch nach einer langen aktiven Lebensphase gewidmet – und einer möglichst kurzen Zeit des Abschieds.
Ein ganzer Wissenschaftszweig ist entstanden: die Alternsforschung, wissenschaftlich Gerontologie genannt. Sie lehrt, daß wir über unsere Lebensdauer mitbestimmen können, auch wenn letztlich der Lauf eines einzelnen Lebens nicht vorhersagbar ist. Leider wird das Wissen der Gerontologen auch von unseren Medizinern noch viel zu wenig beachtet. Darum verwundert es auch nicht, daß die „alternative Medizin" und ihre meist aus anderen Kulturkreisen stammenden Gesundheitsrezepte in hohem Kurs stehen.
In unserer Buchreihe versuchen wir, beides zu vereinen, das fremde Wissen über den Körper und die wissenschaftliche Sicht, alternative Medizin und moderne medizinische und gerontologische Forschung.
Daß der Drang zum langen Leben manchmal unsinnige Formen annehmen kann, beobachten wir vor allem in den USA. Hier werden eine Fülle freiverkäuflicher und oft absurder Mittel gegen das Altern konsumiert. Unsterblichkeit scheint in der Luft zu liegen, Greise berauschen sich mit der Potenzpille Viagra, man verspricht sich Wunderwirkungen von dem Hormon Melatonin und träumt vom ewigen Leben mit Hilfe genetischer Manipulationen. Doch welcher Art ein Alter sein wird, das man sich mit chemischen Anwendungen erkauft hat, steht noch in den Sternen. Vielleicht haben wir Europäer die Chance, die schlimmsten Fehler auf diesem Gebiet zu vermeiden, indem wir uns mehr am Osten, und hier vor allem China und Japan, orientieren.
Die Hobbythek-Redaktion sammelt seit 25 Jahren systematisch Wissen über gesundes Leben. Wir sind auch für ungewöhnliche Methoden aufgeschlossen und prüfen vorurteilsfrei, was die Menschen aus allen Gruppen und Schichten der Bevölkerung uns täglich an Informationen und Tips geben. Und immer wieder machen wir uns selbst auf die Suche, bereisen die ganze Welt und

sprechen mit Wissenschaftlern und Heilern über ihr Wissen. Für dieses Buch haben wir uns in China und Japan umgesehen. Über all dem steht die Maßregel, daß alle Rezepte und Methoden auch einer kritischen wissenschaftlichen Betrachtung standhalten, denn wir fühlen uns verantwortlich für die Hunderttausende von Menschen, die täglich unsere Rezepte nutzen. Doch es geht in den Büchern „Länger leben, besser leben" nicht nur um neues Wissen, sondern auch um alte Weisheiten. Bei unseren Recherchen hat sich sehr schnell gezeigt, daß überliefertes Erfahrungswissen oft erstaunlich gut mit den Ergebnissen der High-Tech-Forschung übereinstimmt. Nicht umsonst haben wir das erste Buch unserer Reihe einer Kultur gewidmet, die sich wie keine andere dem Ideal des „Langen Lebens" zugewandt hat – und das seit mehreren tausend Jahren. Gemeint ist der Ferne Osten und dort in erster Linie China und Japan.
In beiden Ländern gibt es eine sehr entwickelte Erfahrungswissenschaft, die sich heute teilweise mit der naturwissenschaftlichen und medizinischen Betrachtungsweise des Westens verbindet. Wir können von den Menschen im Fernen Osten viel lernen. So sind Gesundheit und ein langes Leben für die Chinesen ganz selbstverständlich das Ergebnis lebenslanger Vorsorge. Aus diesem Grunde genießen in China auch nicht diejenigen Heilmittel das größte Ansehen, die besonders stark wirken, sondern diejenigen, die langfristig am besten vorbeugen – und das ist für die Menschen in Ostasien zum Beispiel grüner Tee, Algen, Ingwer und natürlich auch Ginseng.

Die östliche und die westliche Tradition werten unterschiedlich und haben ganz eigene Systeme zur Erklärung von Gesundheit und Krankheit entwickelt. Immer, wenn die westliche naturwissenschaftliche Medizin in eine Krise gerät, wird die asiatische Medizin auch in Europa populär. Auf diesem Wege ist wertvolles Wissen über Krankheit und Gesundheit von Osten nach Westen gewandert, so wie auch die naturwissenschaftliche Medizin in Asien heute auf bestimmten Gebieten größtes Ansehen genießt.
Yoga, autogenes Training, Akupunktur und Diätlehren werden inzwischen auch von den Ärzten der naturwissenschaftlichen Medizin mit Respekt betrachtet. Interesse für die asiatische Medizin ist keine Modeerscheinung, sondern Teil eines welthistorischen Austausches der Kulturen.
Die westliche Medizin ist heute in eine tiefe Krise geraten. Sie wird von der ausgefeiltesten Reparaturtechnik am Menschen beherrscht, die je eine Zivilisation hervorgebracht hat. Niemand auf der Welt macht ihr diesen Rang streitig, und überall weiß man die Chirurgie und die Antibiotika des Westens sehr zu schätzen. Aber mittlerweile wissen wir auch, daß diese Art der Medizin sehr viel Geld kostet, keine noch so reiche Gesellschaft kann sich das auf Dauer leisten, und es kann wohl auch nicht als lebenswert betrachtet werden, wenn der Körper zum Ersatzteillager wird und der Mensch nur noch von Operation zu Operation lebt. Altes Wissen, auch altes europäisches Wissen über das Heilen, ist von der staatlich organisierten Gesundheitsversorgung oftmals abgespalten.

Fernöstliche Weisheiten können einiges korrigieren und unseren Horizont erweitern, vor allem, wenn es darum geht, den Körper durch Vorsorge gesund zu erhalten. Das war übrigens schon immer das Motto der Hobbythek: Vorsorgen ist besser als behandeln!
Nicht alles ist übertragbar, aber manches ist auch hier in Europa überraschend wirksam, und einiges kann noch weiter angepaßt und verfeinert werden. Wir haben uns jedenfalls bemüht, die fernöstlichen Lebenselixiere für europäische Gaumen schmackhaft und für europäische Mägen verdaulich zu machen. Unsere Rezepte sind einfach und lecker. Nur manchmal haben wir uns von dem Reiz des Fremden verführen lassen und einige Originalrezepte eingestreut (siehe *Seite 42f.*). Doch experimentieren und urteilen Sie selbst.
Zum Schluß noch ein herzliches Dankeschön an alle Helfer und vor allem Helferinnen. Unser Kochstudio und unsere Versuchswerkstatt lagen diesmal nicht in Köln, sondern in Waldfriede, am schönen südlichen Soonwaldrand. Dort wurden unter der erfahrenen Anleitung von Antonie Ullrich die Rezepte entwickelt und erprobt. Weiterhin hat Richard Altmeier, der die Buchen- und Eichen-Rundhölzer mit Shiitakemycel impfte, geholfen, die Anleitungen für den heiklen Umgang mit der Pilzbrut narrensicher zu machen.

Ihr

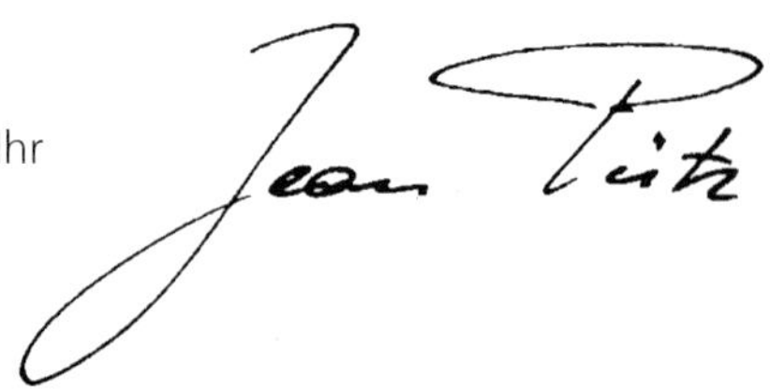

Lebenserwartung, Altern und Wissenschaft

Hätt' ich gewußt, daß ich so lange lebe, wär' ich pfleglicher mit mir umgegangen. (Eubie Blake)

Wie hoch ist Ihre persönliche Lebenserwartung?

Das Lebensalter: Schicksal oder Zufall, vorherbestimmt oder beeinflußbar? Wie lange wir leben werden, ist weniger von Zufällen abhängig, als wir oft meinen. Einen großen Einfluß haben die Gene. Nicht auf den Tag genau, auch nicht auf das Jahr genau, aber als Potential, als mögliche Zeitspanne ist unsere Lebensspanne seit unserer Zeugung in den Genen festgeschrieben. Die Erbanlagen stecken den Rahmen ab, den wir mit unserem Leben füllen. Dieser Zeitraum ist von drastischen Verkürzungen bedroht: Unfälle oder Krankheiten wie Infektionskrankheiten, Herzinfarkt und Krebs können ein Menschenleben weit vor seinen genetischen Möglichkeiten beenden.

Den Chancen für eine unbegrenzte Verlängerung der Lebensspanne, heute und auch noch in absehbarer Zukunft, sind dagegen biologische Grenzen gesetzt. Zwar scheint ein begrenzter Zugewinn an Lebensjahren durchaus möglich, Experten gehen jedoch davon aus, daß wir unseren letzten Lebensabschnitt vor allem qualitativ, also vom Lebensgenuß, ganz erheblich beeinflussen können. Es liegt weitgehend an uns, ob wir unser Leben bis zum Schluß gesund, aktiv und vor allem „selbstbestimmt" führen.

Um zu einer ersten Orientierung über die eigene Lebenserwartung zu kommen, sollte man die durchschnittliche Lebenserwartung in Europa mit der individuellen Vorgabe der Gene aus der Familiengeschichte zusammenführen. Die so ermittelte Zahl ist der Fixpunkt, um den herum sich der persönliche Einflußbereich erstreckt. Als weitere Faktoren kommen das Privatleben, der Lebensstil und der allgemeine Gesundheitszustand hinzu (siehe Test). Berücksichtigt man die entsprechenden Untersuchungen, so bleibt ein Spielraum von mindestens plus/minus zehn Jahren Gewinn oder Verlust an Lebenszeit, von dem man mit Fug und Recht sagen kann, daß er auf unser persönliches Konto geht. Selbstbestimmt leben bis zum Schluß – auf dieses Ziel könnten sich wohl die meisten Menschen einigen. Und darum geht es.

Alt, älter, am ältesten ...

Alle wollen lange leben, aber keiner will alt sein.
Benjamin Franklin (1706–1790)

Dank der modernen Naturwissenschaften und den Ergebnissen der Statistik kennen wir nicht nur die durchschnittliche Lebenserwartung der meisten Bevölkerungsgruppen, sondern auch das maximale Alter der Spezies „Mensch". Es ist in den Genen festgeschrieben: 120 Jahre sind die natürliche Grenze. Dagegen kann die Ratte nur drei Jahre alt werden. Die Taufliege lebt 46 Tage, der Mammutbaum erreicht, wenn man ihn läßt, das stattliche Alter von 4000

Doch nun zur vereinfachten Berechnung Ihrer persönlichen Potentiale. Nehmen Sie diese Berechnung als Standortbestimmung. Wenn man etwas genauer weiß, was möglich ist, fällt es leichter, sich dem zu stellen.

Der Test

Durchschnittliche Lebenserwartung:

	Männer	Frauen
Jahrgang 1938–1977	78 Jahre	82 Jahre
Jahrgang 1928–1937	76 Jahre	81 Jahre
Jahrgang 1918–1927	73 Jahre	80 Jahre

Tabelle 1

Für die vor 1918 Geborenen gilt das aktuelle Alter plus vier Jahre.

Das Alter der Vorfahren:

1. Wie alt sind Ihre beiden Eltern geworden? Sind Ihre beiden Eltern über 75, 80 oder sogar 85 Jahre alt geworden?

☐ über 85 Jahre (+ 3 Jahre) ☐ unter 75 Jahre (– 1 Jahr)
☐ über 80 Jahre (+ 2 Jahre) ☐ unter 70 Jahre (– 2 Jahre)
☐ über 75 Jahre (+ 1 Jahr) ☐ unter 65 Jahre (– 3 Jahre)

Wenn ein Elternteil unter und einer über 75 Jahre gestorben ist oder beide mit 75 Jahren, bleibt die durchschnittliche Lebenserwartung unbeeinflußt. Sollten Ihre Eltern noch zu jung sein für diese Berechnung, dann kann man die Lebensdaten der Eltern durch die Großeltern ersetzen.

Privatleben:

2. Leben Sie in einer glücklichen, festen Partnerschaft oder Ehe?
☐ Ja (+ 1 Jahr) ☐ Nein (– 1 Jahr)

3. Haben Sie Freunde, auf die Sie sich verlassen und die Sie mindestens einmal im Monat treffen?
☐ Ja (+ 1 Jahr) ☐ Nein (– 1 Jahr)

4. Bewegen Sie sich mindestens zweimal wöchentlich zwanzig Minuten lang sportlich?
☐ Ja (+ 1 Jahr) ☐ Nein (– 1 Jahr)

Ernährung:

5. Essen Sie, auch in den Wintermonaten, täglich frisches Obst, Gemüse oder Rohkost?
☐ Ja (+ 1 Jahr) ☐ Nein (– 1 Jahr)

6. Meiden Sie fettes Essen und täglichen Fleischverzehr?
☐ Ja (+ 1 Jahr) ☐ Nein (– 1 Jahr)

7. Liegt Ihr Gewicht in Kilogramm unter der Formel: Größe in Zentimetern minus 100, minus 10 Prozent? (Zum Beispiel: Bei einer Größe von 1,70 Meter: 170 – 100 = 70; 70 – 10 % = 63 kg)
☐ Ja (+ 1 Jahr) ☐ Nein (+/– 0 Jahre)

Gesundheit:

8. Rauchen Sie oder leben Sie mit Rauchern im Haushalt?
☐ Ja (– 2 Jahre) ☐ Nein (+ 1 Jahr)

9. Leiden Sie unter Bluthochdruck?
☐ Ja (– 1 Jahr) ☐ Nein (+/– 0 Jahre)

Besondere Belastungen:

10. Leiden Sie unter beruflichem Dauerstreß?
☐ Ja (– 1 Jahr) ☐ Nein (+/– 0 Jahre)

11. Haben Sie im letzten Jahr einen oder mehrere schwere Schicksalsschläge erlebt?
☐ Ja (– 1 Jahr) ☐ Nein (+/– 0 Jahre)

Auswertung:

Addieren oder subtrahieren Sie zu Ihrer durchschnittlichen Lebenserwartung aus Tabelle 1 die gewonnenen oder verlorenen Jahre der 11 Fragen. Das Ergebnis besagt, wie alt Sie werden könnten.
Vielleicht haben Sie sich jetzt ein etwas realistischeres Bild von Ihrer realen Lebenserwartung machen können, als Sie es bisher hatten. Und anhand der Fragen können Sie leicht erkennen, wie sich so manches Minus in ein Plus verwandeln läßt. Solche Berechnungen versagen natürlich im Falle extremer Lebenssituationen wie äußerer Terror, Einwirkung von Gewalt und Unfälle.

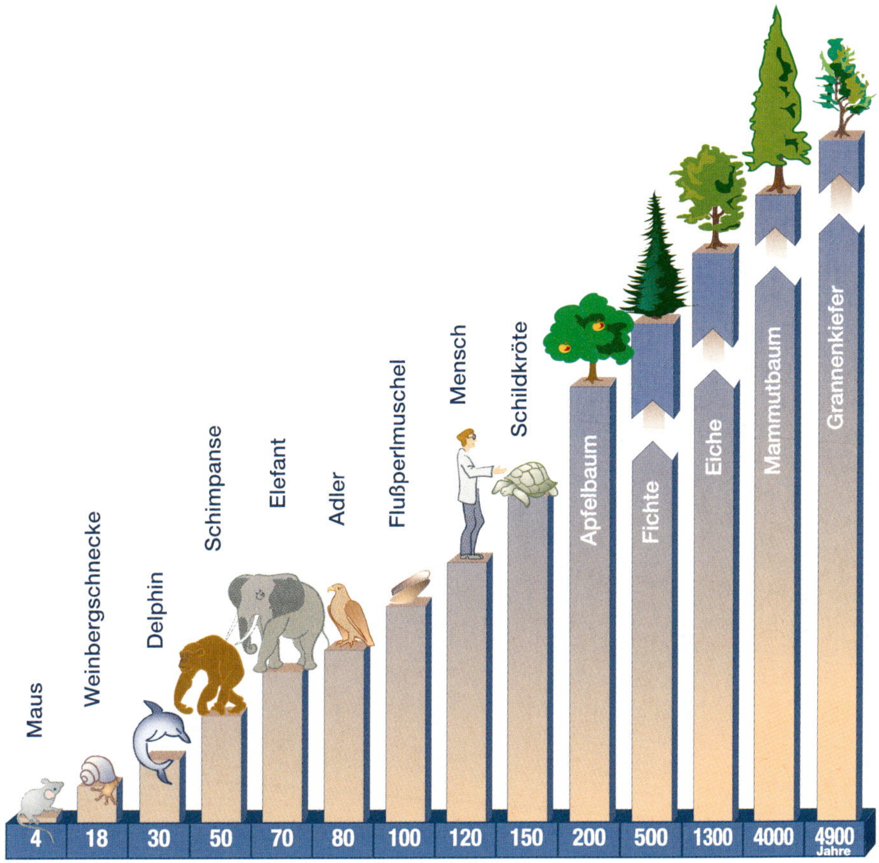

Grafik 1: Zeitleiste der maximalen Lebensspanne einzelner Tier- und Pflanzenarten.

Jahren. Die Grannenkiefer kann sogar 4900 Jahre alt werden. Für die Chinesen ist die Kiefer also nicht ohne Grund eines der zahlreichen Symbole für ein langes Leben (siehe *Seite 17*).

Doch was soll man bei diesem heutigen Wissenstand von all den Berichten über uralte Menschen halten, von denen viele angeblich weit über 120 Jahre alt geworden sind? Das meistzitierte Beispiel ist der Engländer Thomas Parre aus Shropshire, der 152 Jahre alt geworden sein soll. Später stellte sich heraus, daß es sich bei Parre um einen Schwindler handelte, der bei seinem Tode höchstens 70 Jahre alt war. In einer bayrischen Statistik aus dem Jahre 1871 werden nicht weniger als 27 Personen aufgeführt, die alle mehr als 100 Jahre alt geworden sind. Als diese Angaben dann einer genaueren Nachprüfung unterzogen wurden, stellte sich heraus, daß nur eine einzige Person tatsächlich über 100 Jahre alt geworden war, 15 der genannten Personen hatten noch nicht einmal das 90. Lebensjahr erreicht. Berichte von über Hundertjährigen aus vergangenen Zeiten halten häufig einer Kritik nicht stand. Aber auch heute ist die Zahl der Menschen, die über 100 Jahre alt werden, geringer, als man annimmt. Berichte aus vielen Teilen der Welt nähren die Vorstellung, es gäbe Regionen auf unserem Erdball, in denen die Menschen besonders alt werden. Immer wieder hört man von den alten Männern auf dem Südkaukasus, über Hundertjährigen aus Bulgarien, Rumänien, aus China, Ecuador und Pakistan. Auffälligerweise sind dieses immer Regionen, in denen amtliche Geburtsregister nur lückenweise vorhanden sind und die allgemeine Schulbildung der Bevölkerung nicht immer gegeben ist. Solche Rekordgeschichten wird es auch weiter geben, ganz einfach, weil Menschen sie lieben. Und das ist auch der Grund, warum so viele Berichte erst gar nicht kritisch geprüft werden: Weil nämlich gar kein Interesse daran besteht, die allzu schöne Geschichte kaputtzumachen. Denn eines ist klar, der Traum vom langen Leben wird auf der ganzen Welt geträumt.

Das Geheimnis des Alterns

Biologen und Mediziner haben im Lauf der Zeit immer wieder versucht, Gemeinsamkeiten bei über Hundertjährigen herauszufiltern, aber es liegt in der Natur der Sache, daß die Zahl der Personen, die in die Untersuchungsreihe aufgenommen werden können, sehr klein ist. Doch trotz dieser Einschränkung fallen immer wieder Übereinstimmungen auf, von denen man mit einer gewissen Sicherheit annehmen kann, daß sie ein langes Leben in guter Verfassung begünstigen und die jeder von uns für sich nutzen kann:

Ein gleichförmiges Leben mit festen Ritualen

Feste Zeiten und Rituale – diese Eigenschaften finden sich in vielen Untersuchungen über Langlebige, damit können selbst Spitzenpolitiker alt werden. Konrad Adenauer war schon 73 Jahre, als er zum ersten Bundeskanzler der Bundesrepublik Deutschland gewählt wurde. Er starb mit 91 Jahren. Von Adenauer ist verbürgt, daß er sich durch nichts von seinen festen Gewohnheiten abbringen ließ und nie auf seinen Mittagsschlaf verzichtete. Er setzte der extremen Belastung seiner politischen Karriere einen pedantisch gleichförmigen Tagesablauf entgegen, feste Zeiten und die Rosenzucht als Hobby zur Entspannung.

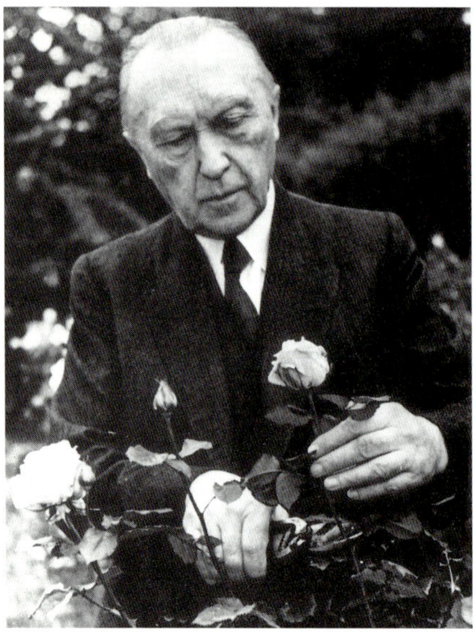

Abb. 1: Ein fester Tagesablauf und die Liebe zu den Rosen ließen Konrad Adenauer (5. Januar 1876 – 19. April 1967) 91 Jahre alt werden.

Viel Schlaf

Lange Ruhezustände und Bedächtigkeit sind typisch für die Langlebigen. Eine wissenschaftliche Theorie dazu besagt, daß sich durch regelmäßige lange Ruhephasen die Stoffwechselvorgänge im Körper verlangsamen und damit auch der Alterungsprozeß. Das funktioniert allerdings nur im regelmäßigen Wechsel mit Aktivität.

Wissenschaftler haben solche Ruhezustände bei Versuchstieren im Labor künstlich hergestellt. So lebten unterkühlte Fruchtfliegen fünfmal länger als ihre Artgenossen. Wissenschaftler nennen so ein Leben eine „Vita reducta". Dafür legen auch die Riesenschildkröten Zeugnis ab. Sie überdauern selbst in Gefangenschaft etwa 150 Jahre, die stets „aufgeregten" Mäuse leben dagegen nur vier Jahre.

Regelmäßiger Genuß von Obst und Gemüse

Wissenschaftliche Untersuchungen haben gezeigt, daß Vegetarier in der Regel gesünder sind und länger leben. Eine Kritik an diesem Ergebnis lautet, daß diese Menschen nicht nur auf Fleisch verzichten, sondern im ganzen sehr gesundheitsbewußt sind. Dieses Argument ist sicher berechtigt. Man kann so komplexe Merkmale wie Gesundheit und langes Leben nicht nur mit einer Verhaltensweise erklären. Trotzdem ist inzwischen wissenschaftlich unstrittig, daß Personengruppen mit hohem Obst- und Gemüsekonsum seltener unter Herz-Kreislauf-Erkrankungen und Krebs leiden. Diese beiden Leiden sind die Ursache für mehr als die Hälfte aller Todesfälle in den Industrienationen. Für diese Tatsache machen Wissenschaftler vor allem die sogenannten „sekundären Pflanzenstoffe" verantwortlich.

Sie stellen seit zehn Jahren ein neues und besonders erfolgreiches Forschungsgebiet dar. Die Erkenntnisse haben dazu geführt, daß die amerikanische Gesundheitsbehörde eine Großkampagne mit dem Slogan „Five a day for a better health" gestartet hat. Sie wirbt damit für eine Ernährung mit mindestens fünf Portionen Gemüse und Obst pro Tag zur Verringerung des Krebsrisikos. Besonders wenn es um die Vorsorge geht, setzen die Amerikaner neues Wissen deutlich schneller in die Praxis um als die Europäer. Das Wirkungsspektrum der sekundären Pflanzenstoffe, auch bioaktive Stoffe genannt, liest sich wie eine moderne Wunschliste:

Sekundäre Pflanzenstoffe wirken:

- entzündungshemmend
- antimikrobiell
- verdauungsfördernd
- antioxidativ, gegen Alterungsprozesse
- antithrombotisch
- immunsystemstärkend
- antikanzerogen
- blutdruckregulierend
- blutzuckerregulierend
- cholesterinspiegelsenkend

Die wichtigsten der bisher bekannten sekundären Pflanzenstoffe sind die Carotinoide, die Saponine, die Glucosinolate, die Phytosterine und die Flavonoide. Es ist kein Zufall, daß alle in diesem Buch behandelten Lebenselixiere aus Fernost besonders reich an sekundären Pflanzenstoffen sind.

Bewegung ist das halbe Leben

Wer kennt nicht den Spruch: „Wer rastet, der rostet." Wissenschaftler drücken das so aus: „Leicht trainierte ältere Personen wirken jünger als Nichtsportler gleichen Alters. Regelmäßige Leibesübungen im Sinne eines dosierten, nicht übertriebenen Altensports können auch Hochbetagte die Leistungsbreite eines fast zehn Jahre Jüngeren erreichen lassen, der keine Körperkultur betreibt." (Hollmann u. Liesen).

Viele Menschen meinen, daß der Muskelabbau im Alter unvermeidlich sei. Neue Forschungsergebnisse widersprechen dem jedoch: Muskelfasern lassen sich immer trainieren und werden noch im hohen Alter neu gebildet. Selbst Hochbetagte können jederzeit mit Sport beginnen. Allerdings dauert es im Alter etwas länger, neue Bewegungsabläufe zu erlernen. Daher ist die richtige Wahl der Sportart im Alter besonders wichtig. Günstig sind Aktivitäten, die den Körper gleichmäßig belasten und eher die Ausdauer trainieren. Dazu zählen Walking (zügiges Gehen), Wandern, Joggen, vor allem aber Radfahren und Schwimmen, aber auch Reiten, Golf, Langlauf, Kegeln/Bowling, Tanzen und Gymnastik. Dreimal 30 bis 60 Minuten Bewegung in der Woche reichen vollkommen aus. Die Sportart sollte unkompliziert sein und möglichst im Freien stattfinden.

Auch Gehirnzellen müssen trainiert werden

Die Wissenschaftler sind sich in der Beobachtung einig, daß eine rege geistige Aktivität den geistigen Alterungsprozeß hinauszögert, genauso wie die regelmäßige körperliche Aktivität den körperlichen Abbau verlangsamt. Und beides zusammen – körperliche und geistige Aktivität – unterstützen sich gegenseitig, mit Maß scheint dies das Mittel der Wahl. Das Nachlassen der geistigen Leistung mit den Jahren muß nicht so drastisch sein, wie oft angenommen. Bestimmte Facetten der sogenannten „pragmatischen Intelligenz", zuständig für die Anwendung von Wissen und Erfahrung, können im Alter sogar wachsen.

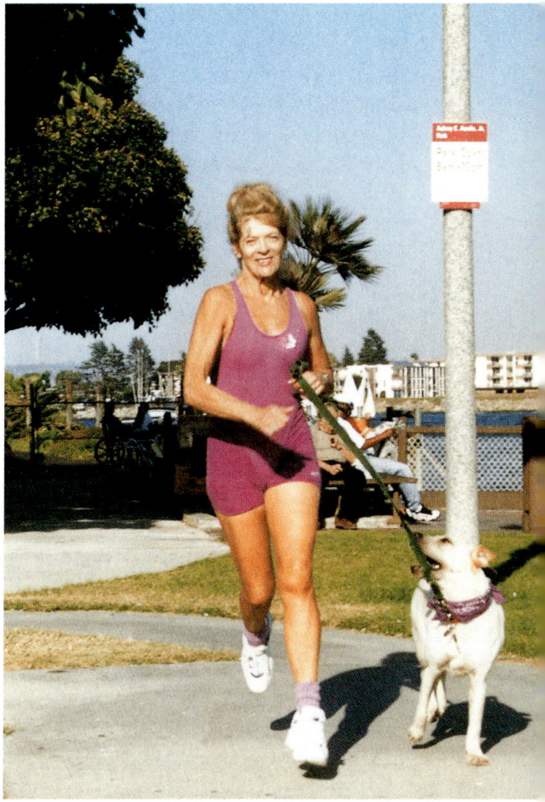

Abb. 2: Körperliche Leistungsfähigkeit und Muskeln lassen sich in jedem Alter aufbauen. Das beweist diese 65jährige Dame aus den USA eindrucksvoll.

Die berühmte Weisheit des Alters findet damit wissenschaftliche Bestätigung. Große Achtung vor den greisen Weisen haben die Chinesen. Konfuzius, der berühmte Philosoph des Alterns und Verteidiger der Alten, ist dort seit vielen

Jahrhunderten neben Laotse der wichtigste Denker.
Bei Trainingsstudien mit Testpersonen am Berliner Max-Planck-Institut für Bildungsforschung wurde festgestellt, daß Senioren ein „beträchtliches, unausgeschöpftes Potential" selbst in den Bereichen der mechanischen Intelligenz haben. Das ist der Bereich, der normalerweise einen deutlichen Altersverlust aufweist. Durch Übung kann man auch im Alter zum Gedächtniskünstler werden. Den Institutsrekord stellte eine 70jährige Frau auf: Sie konnte fast 120 Zahlen in der richtigen Reihenfolge behalten.

Mäßigung in allem
Vieles, was in mühevoller Kleinarbeit an wissenschaftlichen Ergebnissen gewonnen wurde, erinnert in provokanter Weise an die banale Volksweisheit: „Mäßig, aber regelmäßig."
Maßvolle Aktivitäten, maßvolle Ernährung, ein maßvolles, aber geregeltes Sexualleben und eine harmonische Lebensführung im Kreise der Familie fördern ein langes Leben. Erstaunlicherweise gilt das auch für mäßigen Alkohol- und sehr eingeschränkten Tabakgenuß, zum Beispiel Pfeife rauchen. Bei den langlebigen Frauen fällt sogar der Kaffeegenuß auf. Verfolgt man die Ernährungsempfehlungen in der Presse über einen längeren Zeitraum, so fällt dem aufmerksamen Beobachter schnell auf, daß extreme Ratschläge oder gar Verbote oft nach einiger Zeit wieder zurückgenommen oder abgeschwächt werden müssen. So hieß es noch vor kurzem: „Salz ist weniger gefährlich als angenommen" oder „Süßwaren gehören zu einer vollwertigen Ernährung".
Schlußfolgerung: keine Dogmen, keine Extreme, aber auch keine Verbote. Dafür ein klares Plädoyer für einen unbeirrbaren Optimismus mit viel Kraft, die aus der Ruhe kommt.

Kalorienreduziertes Essen und leichtes Untergewicht
Schon der griechisch-römische Arzt Galen (129–199 n. Chr.) empfahl eine Drosselung der Nahrungszufuhr, wenn man lange leben möchte. Essen und Atmen sind auf Dauer gesehen tödlich. In Amerika ist das alte Wissen wieder ganz aktuell. „Halbe Kost für doppelte Jugend" heißt dort für viele die Devise. Der kalifornische Forscher Dr. Roy Walford praktiziert die „Kalorienreduktion", mit der zumindest das Leben von Tieren erheblich verlängert werden konnte. Labormäuse, deren Futter man auf die Hälfte reduziert hatte, lebten im Schnitt doppelt so lange wie ihre Stallkollegen: viel Futter bedeutet schnelles Wachstum, schnelle Geschlechtsreife und schnelles Altern. Wenig Futter bedeutet: Der Körper schaltet um aufs Überlebensprogramm.

Walford erläutert, erst müsse man sein Körpergewicht über einen Zeitraum von vier bis sechs Jahren 10 bis 15 Prozent unter sein Normalgewicht drücken, um dann dieses Untergewicht bis zum Lebensende mit einer 1500-Kalorien-Diät zu halten. Er will mit dieser Maxime 170 Jahre alt werden. Seriöse Studien sind vorsichtiger in den Schlußfolgerungen, doch man liest auch dort Aussagen wie diese: „Lebensverlängernd wirkt eine kalorienreduzierte Kost unter Vermeidung der Fehlernährung. Tatsächlich ist im Tierversuch an Ratten und Mäusen die langzeitige Unterernährung die einzige bisher bekannte tierexperimentelle Methode, den Altersprozeß zu verzögern und damit die durchschnittliche Lebensspanne von Warmblütern zu vergrößern." (Brody, Kent, Ross).
Vorsicht: Hungerdiäten sind für den Menschen mit vielen Risiken behaftet. Sie können zu lebenslänglichen Eßstörungen und zu schweren Mangelerscheinungen mit irreparablen Schäden führen.

Lachen ist gesund
Viele wissenschaftliche Untersuchungen betonen, daß nervöse Hast, belastender Streß und Ärger sich lebensverkürzend auswirken, während eine heitere ausgeglichene Gemütslage lebensverlängernd wirkt. Auch diese Beobachtung ist schon über 2000 Jahre alt. Der griechische Gelehrte Demokrit äußerte dazu, „daß der ein geborener Arzt sei, wer es verstünde, seine Mitmenschen heiter zu stimmen". Und wer kennt nicht die alte Volksweisheit: „Lachen ist gesund." Das bestätigen auch moderne wissenschaftliche Erkenntnisse. Wie neuere amerikanische Studien zeigen, ist Lachen eines der besten Naturheilverfahren, das wir kennen. Lachen trainiert gleichzeitig 80 (!) Muskeln, regt die Darmtätigkeit an, dient als Atemgymnastik und verbessert den folgenden Schlaf. Noch interessanter sind die komplexen Wirkungen auf das Im-

munsystem: Menschen, die optimistisch gestimmt sind und Humor besitzen, werden weniger krank.
Mittlerweile gibt es sogar die Gelotologie, die Wissenschaft des Lachens, die sich auch mit den medizinischen Wirkungen des Lachens beschäftigt. In einer ihrer Untersuchungen wurde nachgewiesen: „daß Heiterkeit schlagartig die körpereigene Immunabwehr fördert". Versuchspersonen waren mit einer Komödie belustigt worden, anschließend wurde der Pegel der Immunglobuline im Speichel gemessen. Es zeigte sich bei allen Testpersonen ein erhöhter Immunglobulinspiegel. Weiter konnten die Wissenschaftler zeigen, daß mit dem Schwinden der Laune auch der Immunglobulinspiegel wieder abfiel.

Vorfahren mit hohem Alter

Alle Untersuchungen betonen die Macht der Gene, so daß der beste Rat für alle, die über 100 werden möchten, immer sein wird: „Suche dir sorgfältig die richtigen Eltern aus" (siehe auch Test auf *Seite 8*).

Wo bleibt bei all dem die Liebe?

Alter schützt vor Liebe nicht,
aber Liebe vor dem Altern.
(Coco Chanel)

Untersuchungen belegen, daß Witwen und vor allem auch Witwer und Alleinstehende eine deutlich niedrigere Lebenserwartung haben als Verheiratete. Eine sichere und liebevolle soziale Situation verlängert das Leben.

Neues Wissen und alte Weisheiten

Das ewige Leben steht den Göttern zu. Unser Leben ist begrenzt. Das weiß jeder, und nur Maßlose versuchen, dagegen aufzubegehren wie jene Amerikaner, die sich von „Kryogenikern" nach ihrem Tod in mit Stickstoff gefüllten Tanks tiefgefrieren lassen – in der Hoffnung auf eine Auferstehung in eine bessere Welt. Noch ist die alte Weisheit unwidersprochen geblieben, daß das Leben eine sexuell übertragbare Krankheit ist, die in 100 Prozent der Fälle tödlich endet.
Die Begrenzung des Lebens durch den Tod ist nicht nur das zufällige Ergebnis von Krankheiten oder Unfällen, sondern auch biologisch vorprogrammiert. Und nicht nur der Tod, auch die ungefähre Lebensdauer scheint genetisch vorgegeben (siehe Grafik 1 auf *Seite 9*).

Es gibt viele gute Gründe für ein Leben auf Zeit. Auch wenn das Altern für jeden einzelnen Menschen immer wieder ein existentielles Drama bedeutet, so ist in der Natur Unsterblichkeit unerwünscht. Man stelle sich nur einmal vor, alle Nachkommen jeder Tier- und Pflanzenart würden ewig weiterleben. Es versteht sich von selbst, daß dies das Ende allen Lebens auf der Erde bedeuten würde, denn auf unserem Planeten ist nicht unbegrenzt Platz. Die Evolution des Lebens braucht Platz für Neues. So einig man sich über den Sinn der Begrenztheit irdischen Lebens ist, so widersprüchlich sind die Theorien über die eigentlichen Ursachen von Altern und Tod.

Wodurch altert und stirbt der Mensch? – Die Theorien

Wissenschaftler in Europa und vor allem in Amerika versuchen heute, dieses vielleicht größte Rätsel der Biologie zu lösen.
Trotz aller revolutionären Fortschritte der Gerontologie kann die Wissenschaft die Frage nach den Ursachen des Alterns bis heute nicht schlüssig beantworten. Zur Diskussion stehen zwei große Theorien. Je nach Forschungsstand und aktuellen Ergebnissen hat die eine oder die andere These Oberwasser. Es sind die sogenannte „Verschleißtheorie" und die „Programmtheorie".

Die Verschleißtheorie

Sie hat die meisten Anhänger unter den Wissenschaftlern. Ihre Vertreter betrachten den Körper als riesige, komplizierte chemische Fabrik, die in Betrieb gehalten werden muß. Dies geschieht durch den Stoffwechsel: Nahrungsmittel werden in für den Körper verwertbare Verbindungen gespalten, zu anderen Substanzen umgebaut, Vorräte werden angelegt, und Abfallstoffe müssen entsorgt werden. Dazu ist Energie nötig, die der Körper durch die sogenannte Zellatmung gewinnt. Dabei wird Glucose kontrolliert in Wasser und Sauerstoff zersetzt. Chemisch betrachtet handelt es sich um eine Verbrennung, man spricht auch von Oxidation. Die kleinen Kraftwerke zur Energieerzeugung finden sich in jeder Zelle, sie heißen Mitochondrien. Die Abfallprodukte der Verbrennungsprozesse in der

Zelle – Molekülbruchstücke sowie Elektronen – verhalten sich höchst aggressiv. Sie schädigen Zellteile wie die Membran oder sogar die Erbinformation im Zellkern, die DNA. Man nennt diese angriffslustigen Teilchen „freie Radikale". Diese entstehen aber nicht nur bei normalen Stoffwechselvorgängen im Körperinneren, sondern auch durch psychische Belastungen wie negativen Streß und Angst. Und sie erreichen uns von außen: durch Tabakrauch, UV-Licht beim Sonnenbaden, durch Ozon und erhöhten Alkoholkonsum, Medikamente und Umweltgifte. Weil die Defekte der DNA bei jeder Zellteilung weitergegeben werden, durchsetzen mit der Zeit immer mehr schadhafte Zellen den Körper, er altert. Vertreter der Verschleißtheorie behaupten: Ohne freie Radikale würden Pflanzen, Tiere und Menschen bis in die Unendlichkeit weiterleben.

Gegen diesen Zerstörungsprozeß hat die Natur zwei große eigene Abwehrtruppen, die Radikalfänger, entwickelt. Die erste Truppe sind Enzyme, das sind Proteine – komplizierte Eiweißverbindungen –, die der Körper selber aufbaut. Die Schutzenzyme haben die wissenschaftlichen Namen Superoxid-Dismutase (SOD), Katalase und Glutathion-Peroxidase. Die Enzyme wandeln die freien Radikalen in harmlose Verbindungen um, zum Beispiel in Sauerstoffmoleküle. Die Effektivität dieser Schutztruppe steht in einem direkten Zusammenhang zu der Lebenserwartung. Menschen haben im Vergleich zu vielen Tieren eine relativ hohe Lebenserwartung.

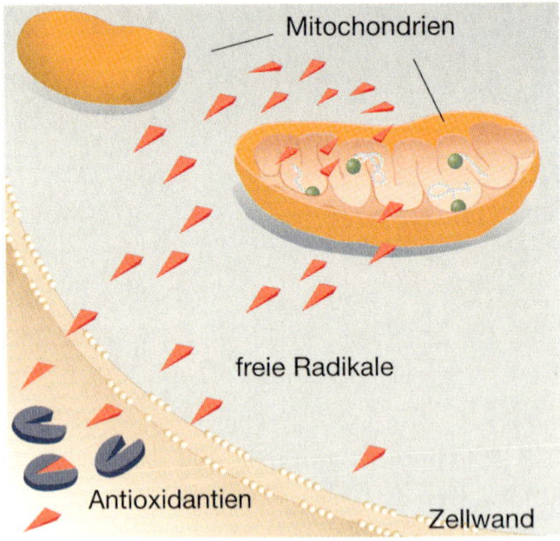

Grafik 2: Die Verschleißtheorie: In den Mitochondrien der Zellen entstehen beim Stoffwechsel aggressive Substanzen, sogenannte freie Radikale. Diese können die Erbsubstanz schädigen und außerdem die Zellwände angreifen. Dadurch wird die Zelle im Alter funktionsunfähig. Körpereigene Gegenmittel, die Antioxidantien, können die freien Radikale teilweise unschädlich machen.

Sie produzieren besonders viele dieser Schutzenzyme mit hoher Aktivität. Diese reichen normalerweise aus, um mit den meisten freien Radikalen fertig zu werden. Aber eben nicht mit allen.
Die zweite große Gruppe von Radikalfängern sind Substanzen, die wir mit der Nahrung aufnehmen, die Antioxidantien. Auch diese Verbindungen können die freien Radikale fangen und unschädlich machen. Zu den Antioxidantien gehören unter anderem Ascorbinsäure, das Vitamin C, Melatonin, Tocopherole, Vitamin E und Carotine. Die Antioxidantien stecken hauptsächlich in Obst und Gemüse.

Die altersvorbeugende Wirkung der Biosubstanzen hat sich immer wieder bestätigt. Erst neuerdings berichteten Kardiologen, daß sie Antioxidantien wie Vitamin E, Vitamin C und auch die Acetylsalicylsäure, die sich zum Beispiel im Aspirin befindet, vorbeugend gegen Herzinfarkt einsetzen. Sie halten diese Verbindungen teilweise für wirksamer als Bypass-Operationen und invasive Eingriffe. Schon 1990 entwickelte das Hobbythek-Team als Nahrungsmittelergänzung „Antix HT", später **„Antiradix HT"** genannt, das alle wichtigen Antioxidantien enthält (siehe Hobbythekbuch „Darm & Po", Seite 38).

Die Programmtheorie

Die zweite große Theorie des Alterns ist die „Programmtheorie". Ihre Vertreter gehen von einer „inneren Uhr" aus, die sich in den Erbanlagen befindet. Die Vertreter der „Programmtheorie" haben gerade in den beiden letzten Jahren durch neue Forschungsergebnisse aus dem Labor viel Rückenwind bekommen. Nach dieser Theorie altert jede Zelle und damit auch der Mensch nicht durch Verschleiß, sondern nach einem festgelegten Genprogramm, einer angeborenen inneren Uhr.

Die Forscher fanden an den Enden der Chromosomen, die im Zellkern die Erbanlagen tragen, auffällige Eiweißverbindungen, die sogenannten „Telomere". Die Telomere umschließen die Endstücke der DNA auf den Chromosomen wie eine Mütze. Bei jeder Zellteilung werden diese Schutzkappen ein kleines Stückchen kürzer. Wenn die Telomere aufgezehrt sind, ist die Erbsubstanz ungeschützt. Überlebenswichtige Gene werden geschädigt, die Zelle stirbt. Sind die Telomere also eine Art Zeitbombe? So wie die Verschleißtheoretiker schließlich die Radikalfänger aufgespürt haben, meinen auch die Programmtheoretiker ihre Waffe gegen die Zündschnur des Todes gefunden zu haben. Das Enzym Telomerase hat den Spekulationen über mögliche Verjüngungskuren Auftrieb gegeben. So schreibt Michael Fossel, Mediziner an der Michigan State University, in seinem Bestseller „Das Unsterblichkeits-Enzym. Die Umkehrung des Alterungsprozesses ist möglich": „Wir werden in 20 Jahren in der Lage sein, Altern zu verhindern und sogar eine Verjüngung zu erreichen. Gleichzeitig werden wir auf demselben Weg die meisten Krankheiten heilen, die uns jetzt Angst machen und uns zerstören."

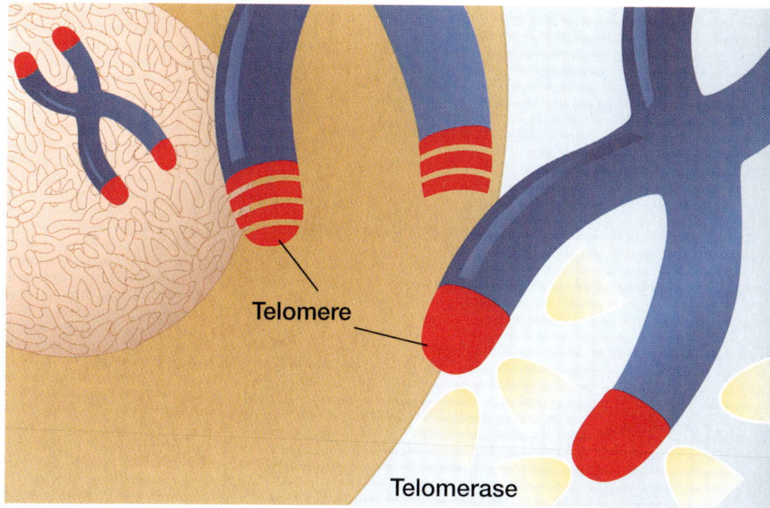

Grafik 3: Die Programmtheorie. Die Zelle altert nach einem Genprogramm: Die Endstücke der Chromosomen, die Telomere, werden bei jeder Zellteilung ein Stück kürzer. Wenn sie aufgebraucht sind, stirbt die Zelle. Das Enzym Telomerase kann diesen Prozeß aufhalten.

Und weiter heißt es: „Bis zum Jahr 2005 wird vermutlich schon die Erprobung am Menschen begonnen haben und zeigen, daß es möglich ist, die Telomere in den Zellen unseres Körpers zu regenerieren. Kurz danach, vor 2015, wird die Telomer-Therapie allen Menschen zur Verfügung stehen. Damit wird die folgenreichste biologische Manipulation in der Geschichte der Menschheit begonnen haben."

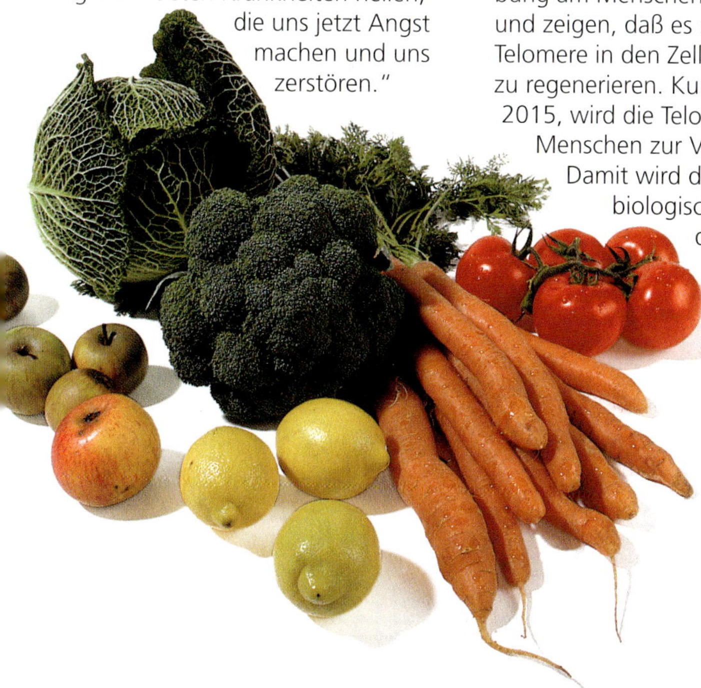

Abb. 3: Diese Obst- und Gemüsesorten sind besonders reich an Antioxidantien.

Sollen wir das wirklich wagen? Die Erfahrung lehrt, daß das, was möglich ist, auch ausprobiert wird. In einem wird Michael Fossel aber sicherlich nicht recht behalten – allen Menschen wird diese Therapie gegen den Tod wohl kaum zur Verfügung stehen, allenfalls den Reichen dieser Welt. Schon jetzt wird in allen großen Gesundheitssystemen gespart. Statt sensationelle Mittel zu versprechen, konzentrieren wir uns in diesem Buch lieber auf verbreitete, in den erfahrungsmedizinischen Gebräuchen und von der wissenschaftlichen Forschung bestätigte oder doch zumindest als ungefährlich erkannte Mittel, die den Alterungsprozeß verlangsamen können. Diese Methoden haben zudem den Vorteil, daß sie jedem Menschen im Alltag zugänglich sind und letztlich nicht viel kosten.

壽

China – Geheimnisse des guten Lebens

Symbole für ein langes Leben

„FU-LU-SHOU: Glück, Geld und ein langes Leben." Wenn man heute in irgendeiner westlichen Großstadt einen China-Laden betritt, dann begegnen einem viele Wünsche für ein langes Leben – wir können sie nur nicht auf Anhieb entziffern und verstehen. Sie verstecken sich hinter sehr verschiedenartigen Schriftzeichen und in rätselhaften Bildern, die erst bei näherer Betrachtung ihre Fremdheit verlieren. Einmal darauf aufmerksam geworden, kann es zu einem anregenden Spiel werden, die geheimen Botschaften der chinesischen Zeichen und Bildvorstellungen zu entschlüsseln. Das am meisten verbreitete Schriftzeichen sehen Sie *oben links*. Symbole für den Wunsch nach einem langen Leben finden sich auf alten Tassen, Fächern und Gemälden genauso wie auf modernen Spaghetti- und Seifenpackungen, sogar als Zigarettenmarke!

Weiterhin ist häufig ein schmaler großer alter Mann in einem langen Gewand zu sehen. Er hat eine merkwürdig hohe Stirn und einen sehr langen Bart. Er ist der Gott der Langlebigkeit „Shou Hsing". Sein Aussehen und alle Dinge, die mit ihm abgebildet werden, erzählen ihre eigene Geschichte. So trägt er einen Pfirsich in der Hand, vielleicht vergleichbar mit dem europäischen Paradiesapfel. Die Pfirsiche der Unsterblichkeit reifen je nach Erzähler alle 1000, 3000 oder nur alle 9000

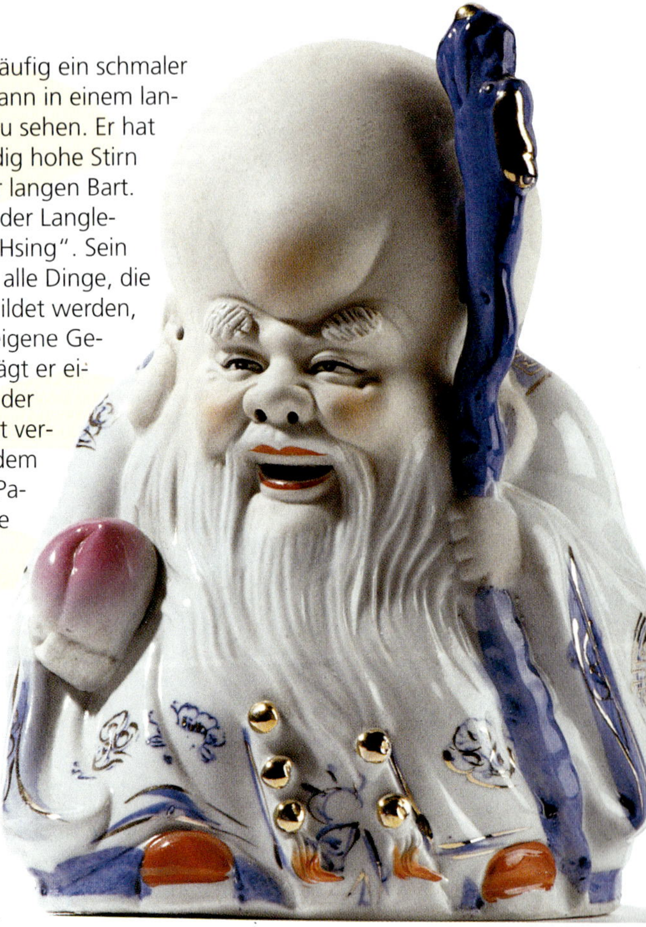

Abb. 1: Der Gott der Langlebigkeit „Shou Hsing".

Jahre heran. Der Wunderbaum steht in den Gärten der Feengöttin, im sagenumwobenen Kún-lun-Gebirge. An dem seltenen Tag der Pfirsichreife soll die Göttin alle Unsterblichen eingeladen und mit ihnen ein großes Fest gefeiert haben. Doch gerade als die Wunderfrüchte reif wurden, drang der Affe Sun in den Palastgarten der Göttin ein. Flink pflückte er die Pfirsiche und fraß sie alle auf. Die Feenkönigin und die anderen Unsterblichen waren sprachlos vor Entsetzen, doch sie konnten nichts mehr tun. Der Affe Sun war nun auch unsterblich und gehörte zu ihrem erlesenen Kreis.

Diese Geschichte kennt noch heute in China jedes Kind. Sie meint den Menschen, denn der Mensch steht genau zwischen dem Affen und den göttlichen Unsterblichen, er hat ein zeitloses Bewußtsein seiner selbst und ist gierig und sterblich wie ein Tier. Neben dem Pfirsich hält der Alte in der anderen Hand einen knorrigen Ast, den Lebensbaum. Er wird meist von kleinen Jungen begleitet, der Jugend, und manchmal von einem Hirsch oder einem Kranich, beide Tiere stehen für die Langlebigkeit in der Tierwelt. Im Hintergrund stehen immergrüne Bäume, vor allem die Grannenkiefer. Die hohe und manchmal vorgewölbte Stirn des alten Mannes erinnert die Chinesen an einen Penis und damit an sexuelle Kraft und Vitalität. Oft wird der weise Alte auch von einem alten Mann mit einem Kind auf dem Arm und einem Mann in der reich ausgestatteten Uniform eines hohen Beamten im Kaiserreich begleitet – der Wunsch nach Nachkommen, einem glücklichen Familienleben sowie Reichtum und Ansehen. Manchmal sieht man auf den Bildern auch die Unsterblichkeitspflanze „Chih". Als Zauberkraut steckt sie im Maul des Hirsches oder im Schnabel des Kranichs.

Der Familienvater, der hohe und reiche Beamte und der weißhaarige Alte stehen für die drei höchsten Ziele im Leben eines Chinesen: „FU-LU-SHOU: Familienglück, Geld und ein langes Leben."

Der Wunsch nach langem Leben ist nirgends so stark entwickelt und kultiviert worden wie in China. Die Chinesen verfügen über eine jahrtausendealte Heilkunst, die in ganz besonderer Weise darauf abzielt, das Leben durch die Wahl der richtigen Nahrungsmittel, durch körperliche Übungen, durch maßvolle Anwendung natürlicher Heilmittel und Tees zu verlängern.

Einerseits wird gezielt mit Massagen und Nadeln oder Medikamenten eingegriffen, auf der anderen Seite lernt der vom konfuzianischen Lebensideal in einen sehr geregelten Zusammenhang von Arbeit und Pflichten eingespannte Mensch, bestimmte Zeiten des Tages für sich ganz allein in Anspruch zu nehmen, für ein paar Entspannungsübungen, für die Betrachtung einer schönen Blüte, für eine Tasse Tee.

Die Traditionelle Chinesische Medizin, auch TCM genannt, ist mittlerweile auch bei uns als Heilsystem anerkannt. Ihre Wirksamkeit ist unbestritten, und immer mehr „Westliche" beschäftigen sich mit TCM und ergänzen ihr Universitätswissen um die Methoden der chinesischen Heilkunst – und dabei geht es

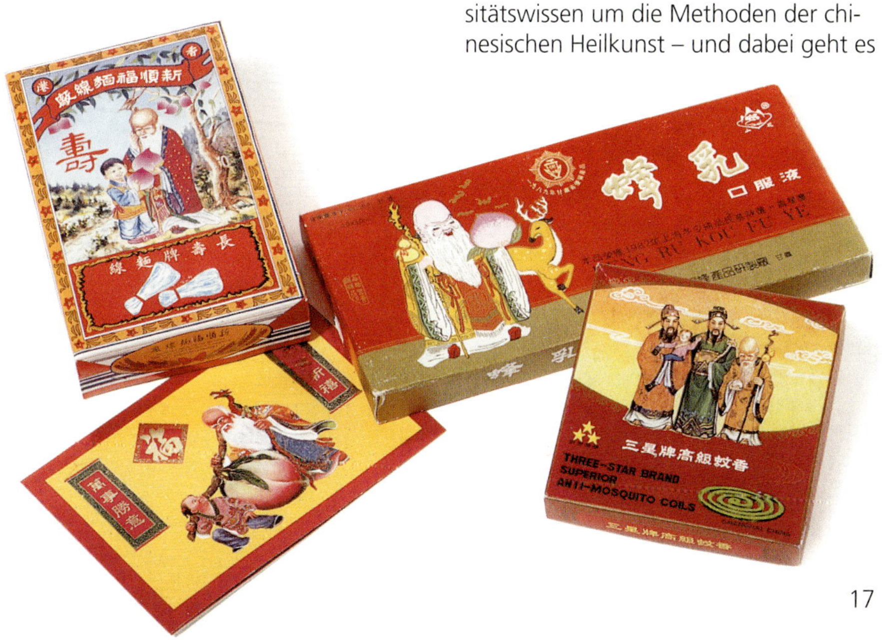

Abb. 2: Auch auf zahlreichen chinesischen Verpackungen und Alltagsgegenständen findet man die Symbole des langen Lebens.

um weit mehr als um Akupunktur. Der chinesische Weg zur Gesundheit ist so grundsätzlich unterschiedlich von unseren gewohnten Denkmustern, daß das Wissen um diesen anderen Weg sich nur langsam durchsetzen kann. Aber doch ist heute schon klar, daß die chinesische Medizin ihren Platz neben der westlichen Medizin behaupten und eher noch an Bedeutung gewinnen wird.

Es spricht einiges dafür, daß die chinesische Heilkunst für die gesundheitlichen Probleme unserer Zeit in einigen Punkten bessere Antworten bereit hält als die hochspezialisierte westliche Medizin. Die naturwissenschaftliche Medizin hat ihre Stärken in der Akutmedizin, in der Behandlung von Infektionskrankheiten und bei operativen Eingriffen. Gegen jede Krankheit existiert eine Maßnahme: Medikamente, Bestrahlung, Operationen, doch kein Medikament kann in seiner ganzheitlichen Wirkung das Immunsystem erreichen. Aus diesem Grund ist ein anderer Ansatz bei der Entwicklung neuer Medikamente dringend erforderlich: Sie sollten das Immunsystem gezielt gegen eine Krankheit stärken durch die Bildung von Antikörpern oder die Vermehrung von Freßzellen, d.h. alle weißen Blutkörperchen sollten speziell gegen die bestehende Krankheit in Marsch gesetzt werden. Vieles von diesem Ansatz verwirklicht die Traditionelle Chinesische Medizin (TCM). Die westliche Medizin versagt auch oft bei chronischen Krankheiten und multimorbiden Patienten, die durch ihr Alter oder gesundheitsschädliche Lebensgewohnheiten unheilbar krank und gebrechlich geworden sind, aber noch lange leben können. Genau diese Gruppe von Patienten nimmt aber ständig zu, ohne daß wirkungsvolle Therapien für sie entwickelt worden wären. Gerade für solche Menschen bietet der östliche Weg andere Behandlungsmethoden an – vor allem kann die chinesische Medizin helfen, chronische Erkrankungen von vornherein zu vermeiden. Anders als bei uns ist die Vorbeugung von Krankheiten im fernen Osten mindestens so wichtig wie die Heilung. Für die Menschen in Europa und Amerika, deren Lebenserwartung ständig steigt, muß das Thema Lebensqualität im Alter an erster Stelle stehen. Was nutzt es uns, wenn wir alle über 80 Jahre alt werden, aber viele Jahre davon bettlägerig und in Abhängigkeit von anderen Menschen verbringen müssen? Da wird der Traum schnell zum Alptraum. Die chinesische Lebenskunst im Alltag und besonders auch die chinesische Medizin hat in dieser Situation für uns westliche Menschen unbezahlbare kostbare Erfahrungen zu vermitteln – Erfahrungen und Wissen, die auf einer jahrtausendealten Kultur beruhen, für die das „Lange Leben mit Genuß" schon immer obenan stand.

Die rätselhafte Kraft der fernöstlichen Lebenselixiere beruht auf ihrem Menschenbild. Sie basiert auf der Stimulierung der Selbstheilungskräfte des Körpers. So gesehen kann man mit dem chinesischen Weg immer anfangen, sei es durch eine einfache Yogaübung, eine Meditation, Qigong oder eine Akupunkturbehandlung.

Das tut gut!

Probieren Sie es selbst! Wir haben eine sanfte und eine dynamische Übung für Sie ausgewählt. Beide geben einen Geschmack davon, wie man sich einem Leben im Gleichgewicht annähern kann und fördern die Entspannung. In China würde man sagen, sie dienen der Lebenspflege.

Gesichtsmassage mit Akupressur
Für ein schönes Gesicht und einen klaren Ausdruck. Dauer etwa fünf Minuten. Setzen Sie sich bequem vor einen Spiegel. Wenn Sie die Übung öfter machen, brauchen Sie diese „Gesichtskontrolle" bald nicht mehr. Dann wählen Sie besser den Blick auf eine schöne Aussicht.

1. Drücken und reiben Sie mit kreisenden Bewegungen mit Ihren Handwurzelknochen die Haut auf beiden Seiten des Halses und des Gesichtes langsam von unten bis hinauf an die Schläfe.

2. Pressen Sie mit dem Mittelfinger die drei Akupressurpunkte unterhalb der auslaufenden Augenbraue etwa zehn Sekunden lang (siehe Grafik 1 *Seite 19*).

3. Fassen Sie Ihre Augenbrauen zwischen Daumen und Zeigefinger. Ziehen Sie die Brauen etwas vor und kneifen Sie leicht zu. Wandern Sie so mit den Fingern von der Nase zu den Schläfen.

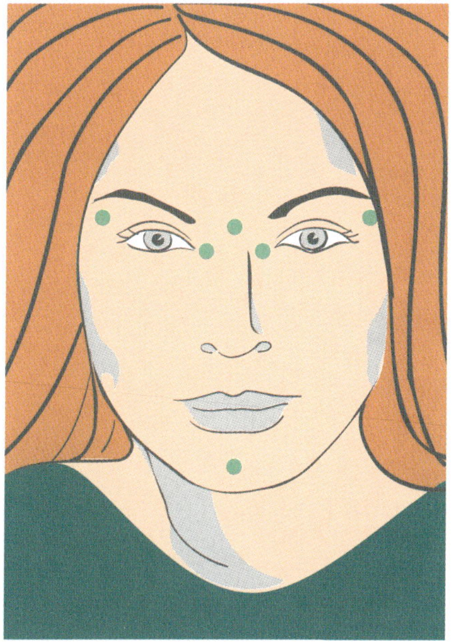

Grafik 1: Unsere Akupressur ist ein unkomplizierter Einstieg in die asiatische Kunst der Entspannung.

4. Kneten und drücken Sie wiederum mit den Spitzen Ihrer Zeigefinger am tiefsten Punkt der Nasenwurzel und wandern Sie hoch bis zu den Akupressurpunkten im Inneren der Augenwinkel (siehe Grafik 1). Der sanfte Druck wirkt gegen müde Augen.

5. Drücken Sie mit der Spitze Ihres Zeigefingers auf den Akupressurpunkt in der Mitte des Kinns (siehe Grafik 1).

6. Schlagen und klopfen Sie rhythmisch mit allen Fingerspitzen Ihren Hals und Ihr Gesicht von unten nach oben.

7. Drücken Sie in kreisenden Bewegungen den Hals und das Gesicht von unten nach oben, bis Ihnen im Gesicht warm wird.

8. Legen Sie zum Schluß den Kopf leicht in den Nacken. Fassen Sie Ihr Gesicht rechts und links mit beiden Händen. Streichen Sie sich nach hinten über die Haare und über den Hals, als wollten Sie etwas wegwischen. Stellen Sie sich dabei vor, Wasser, das über ihr Gesicht läuft, nach hinten fortzuwischen.

Nach diesen Übungen fühlen Sie sich total erfrischt. Die Gesichtsmassage entspannt und glättet Fältchen, regt die Durchblutung an, und die Haut sieht anschließend frisch und rosig aus. Mit diesen Übungen lassen sich auch unsere Cremes sehr effektiv in die Haut einmassieren. Die Wirkstoffe dringen noch leichter ein.

Qigong – Schnupperübung für Mut und Selbstbewußtsein

Ziehen Sie weite und bequeme Kleidung an. Suchen Sie sich einen Platz, der Ihnen reichlich Bewegungsfreiheit bietet. Stellen Sie sich zunächst eine Minute ruhig und entspannt hin. Die Beine sind dabei etwas weiter auseinandergestellt als die Schultern breit sind. Geben Sie in den Knien etwas nach, die Arme hängen locker herunter.

1. Atmen Sie tief ein und ballen Sie die Fäuste vor Ihrer Brust. Boxen Sie nun abwechselnd mit der rechten und linken Hand geradeaus nach vorn in die Luft, je zwei- bis dreimal. In der Bewegung atmen Sie aus und machen ein Geräusch, etwa wie „Tschui" oder „Tschüü". Halten Sie während der Übung im Rücken und in den Beinen Spannung.

2. Anschließend boxen Sie mit beiden Fäusten abwechselnd je zwei- bis dreimal nach rechts und links.

3. Lassen Sie nun Ihre Arme wieder sinken und gehen Sie in die entspannte Ausgangstellung zurück. Lassen Sie die Übung auf sich wirken und wiederholen Sie sie noch zwei- bis dreimal.

綠 grüner
茶 Tee

Auf dem Teeweg – grüner Tee

Plaudernd genießen wir
Eine Schale grünen Tees
Dunstverhüllte Blüten
Öffnen sich in den Wolken.
(Nishikoribe no Hikogimi)

Flüssige Gesundheit

Unsere Zellen schwimmen im inneren Tümpel der Körperflüssigkeiten. Alles, was wir trinken, ist das Bad, das wir unseren Zellen bereiten. Es kann die Zellalterung fördern oder zum sprichwörtlichen „Verjüngungsbad" werden.
Die Körperflüssigkeiten transportieren alle Nährstoffe zu ihrem Bestimmungsort, in ihnen laufen alle Stoffwechselvorgänge ab, und die Abbauprodukte werden ebenfalls über Körperflüssigkeiten ausgeschieden. Sie dienen als Lösungs- und Transportmittel, regulieren den Wärmehaushalt und halten mit Hilfe der mitgeführten Mineralien den Säure- und Basenhaushalt im Gleichgewicht. Sie halten das Gewebe straff und elastisch und geben jedem Körper sein individuelles altersgemäßes Aussehen.
Der Mensch stirbt bei einem Verlust von etwa zwölf Prozent seines Körperwassers. Verliert der Körper Flüssigkeit, ohne daß diese ausgeglichen wird, werden die Körpersäfte eingedickt, zunächst das Blut. Schon bei einem Wassermangel von nur zwei Prozent verringert sich die Leistungsfähigkeit deutlich. Wird der Flüssigkeitsmangel noch immer nicht ausgeglichen, beginnt der Körper, das Wasser festzuhalten. Die Durchblutung verlangsamt sich, Schweiß und Urin werden zurückgehalten. Dadurch steigt die Konzentration von Abfallstoffen und Giften in den Körperflüssigkeiten stetig an. Gleichzeitig steigert sich die Herzfrequenz, um die reduzierte Blutmenge durch den Körper zu transportieren.

Wieviel soll man trinken?

Bisher haben sich nur wenige wissenschaftliche Studien mit dem individuellen Getränkekonsum befaßt, obschon lange bekannt ist, daß die Menschen im allgemeinen zu wenig trinken. Die Deutsche Gesellschaft für Ernährung (DGE) empfiehlt eine Mindestmenge von nur 1,3 Litern pro Tag. Diese Menge deckt jedoch lediglich den Grundbedarf.
Tatsächlich liegt der Flüssigkeitsbedarf des Menschen bei zwei bis zweieinhalb Litern pro Tag. Bei Hitze und größeren Belastungen steigt der Wasserbedarf stark an. Bei Leistungssportlern kann er bei sechs Litern pro Tag und mehr liegen.

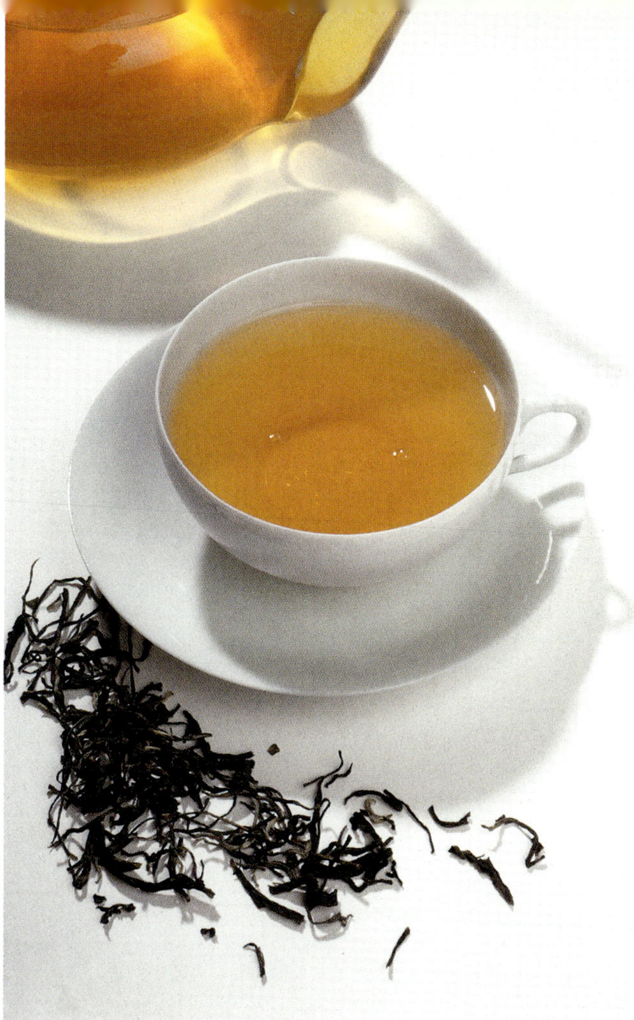

Abb. 1: Mit grünem Tee den Durst gesund löschen und den Geist anregen.

Tips

Das „Trinktagebuch" hilft, über den tatsächlichen Konsum an Getränken Klarheit zu bekommen:

- Notieren Sie über einige Tage hinweg, was und wieviel Sie trinken. Prüfen Sie, ob Sie die tägliche Mindestmenge von 2 bis 2,5 Liter an Getränken erreichen.
- Schreiben Sie Ihren persönlichen Trinkplan. Er hilft Ihnen dabei, die ausreichende Aufnahme von Flüssigkeit zu trainieren. Nach einiger Zeit geht es dann von selbst, ohne Plan.
- Stellen Sie sich Ihre Flüssigkeitsrationen immer in Sichtweite. Das erinnert Sie an regelmäßiges Trinken. Sie müssen nicht alles trinken, manche Drinks kann man auch essen: Wasserreiche Früchte wie Melonen und Gemüse sowie Salate sind gesunde Wasserspender.

Richtig trinken: die Zelldusche

Um das Trinkverhalten der Deutschen zu untersuchen, wurde von Mitte Juli bis Ende August 1997 die Aktion „Trinktagebuch" durchgeführt. Professor Rainer Kühl vom Institut für landwirtschaftliche Betriebslehre und Professor Peter Stehle vom Institut für Ernährungswissenschaften der Universität Bonn leiteten diese wissenschaftliche Untersuchung. Ergebnis: Wir alle trinken zu wenig. Die Wissenschaftler stellten die folgenden Ratschläge für den Alltag zusammen:

Fast alle Frauen, die alterslos aussehen, trinken reichlich Tee, Säfte und Wasser: zwei bis drei Liter pro Tag aktivieren den Stoffwechsel, erfrischen die Zellen und halten fit. Fragt man Frauen, die jünger aussehen, als sie sind, nach ihrer Ernährung, hört man immer wieder, daß sie am Tag mindestens drei Liter Wasser trinken.

Wir sind eine Kaffeegesellschaft

Kaffee ist in Deutschland mit Abstand das am häufigsten genossene Getränk, die populärste Droge. Jeder einzelne Tag unseres Lebens ist eine Aneinanderreihung von Situationen, in denen wir Kaffee trinken oder uns Kaffee angeboten wird. Für die meisten Berufstätigen beginnt der Tag mit einer Tasse Kaffee. Im Büro oder auf der Arbeit angekommen, steht der Kaffee schon fertig in der Kaffeemaschine oder das Kaffeemachen ist die erste Pflicht. Überall dieselbe Frage: „Möchten Sie einen Kaffee?" Qualitätsunterschiede spielen keine große Rolle, es geht nur noch um die Frage: „Mit Milch, Zucker oder schwarz?"

Gibt es denn zum Kaffee keine Alternative? Diese Frage stellt sich in anderen Ländern erst gar nicht. Es leben mehr Menschen auf der Welt, die täglich nur Tee trinken, und zwar grünen Tee, als Menschen, die Kaffee trinken. Und das in Industrienationen, die uns in vielem ähnlich sind, wie zum Beispiel Japan oder Korea.
Wenn Sie nicht auf eine Tasse Kaffee am Morgen verzichten wollen, empfehlen wir Ihnen Kaffee aus einem fairen Handel, den sogenannten TransFair-Kaffee, der auch den Kaffeeanbauern in der Dritten Welt ein Auskommen für sich und ihre Familien bietet.

Grüner Tee – Genuß und Medizin

Grüner Tee kann Krebs vorbeugen London, 4. Juni (dpa). Schon wenige Tassen grünen Tees pro Tag vermindern das Krebsrisiko. Wie die Arbeitsgruppe um Jerzy Jankun vom Medical College of Ohio in Toledo herausfand, blockiert eine spezielle Substanz aus dem Tee ein wichtiges Krebsenzym und hindert den Tumor damit an der Metastasenbildung. Der Bericht ist in der jüngsten Ausgabe von „Nature" veröffentlicht. Aufgrund epidemiologischer Studien war bereits vermutet worden, daß grüner Tee eine krebshemmende Wirkung besitzt. Allerdings kannte niemand den wirksamen Mechanismus. Als entscheidende Substanz fanden die Forscher nun das sogenannte „Epigallocatechin-3-Gallat" (EGCG). Es gehört zur Gruppe der Catechine, die in vielen holzigen Pflanzen vorkommen, unter anderem in Teesträuchern." (Frankfurter Rundschau vom 05. 06. 1997)

Es blieb nicht bei diesem einen Bericht. Grüner Tee und seine medizinischen Wirkungen waren auf einmal in aller Munde. Trotz aller Skepsis gegenüber diesen Meldungen war unser Interesse geweckt, und wir wollten mehr über diesen Tee erfahren.
Wir fragten einen wirklichen Kenner: Hu Hsiang-fan und erlebten, was es bedeutet, einen guten grünen Tee zu genießen. Hu Hsiang-fan ist in Peking geboren. Er studierte Germanistik an der Universität für Chinesische Kultur in Taipeh/Taiwan und an der Universität Heidelberg. Heute leitet er mit Carla Steenberg das Zentrum für Chinesische Kultur „Die Bambusbrücke" in Stuttgart, die erste chinesische Teeschule in Deutschland. Die meisten von uns haben nur wenig oder schlechte Erfahrungen mit grünem Tee. Das liegt an den vielen minderwertigen Qualitäten, die im Handel sind, oder an einer falschen Zubereitung. Mit kochendem Wasser aufgegossen schmeckt grüner Tee einfach nur bitter. Mit einer kleinen Überraschung widerlegte Hu Hsiang-fan alle Vorbehalte: Er zeigte uns eine sogenannte Grüne Päonie oder Teerose, die er mit der Bemerkung: „Neue Ernte, Frühjahr '98", vorsichtig aus einem Mustertütchen holt. Das hatten wir noch nie gesehen. Über 100 von Hand gepflückte Teeblattspitzen mit einem

Abb. 2: Grüne Päonie oder Teerose nennt man diese Rosette, die beim Ziehen im Wasser eine wunderbare Verwandlung erlebt.

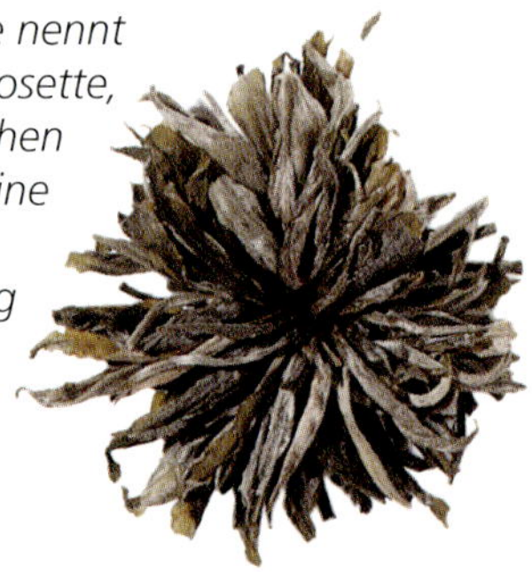

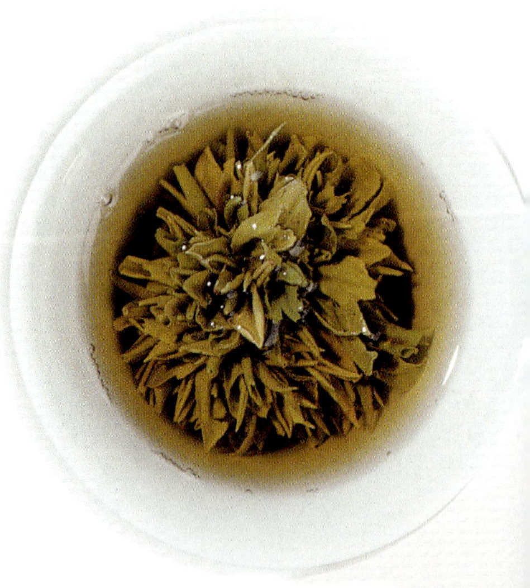

weißen Baumwollfaden gebunden und zu einer flachen Rosette getrocknet, nicht höher als eine Münze. Ein wunderschöner Gegenstand. Wir sollen die Teerose in die Hand nehmen und ihren Geruch prüfen. Die Blätter sind hart, und der Geruch erinnert ganz fein an Gras. Ruhig und unaufdringlich erklärt Hu Hsiang-fan ständig, was er tut. Er erhitzt frisches Leitungswasser in einem elektrischen Wasserkessel, bis es sprudelnd kocht. Dann schüttet er das Wasser in eine Kanne um und wärmt eine Tasse mit dem heißen Wasser vor. Nach kurzer Zeit kommt das Vorwärmwasser in das Teemeer, eine extra Tonschüssel für Wasserreste.

Dann legt Hu Hsiang-fan die Teerose behutsam in die Tasse. Er überschüttet die Rosette mit dem heißen Wasser und legt einen Deckel auf die Tasse. Einen Moment später reicht er uns die Tasse und hebt den Deckel an. Ein wunderbarer Duft von frisch geschnittenem Gras steigt uns in die Nase. Hu Hsiang-fan schließt den Deckel wieder. Wir können uns nicht erinnern, jemals ein solches Aroma bei einem Tee erlebt zu haben. Hu Hsiang-fan schaut auf seine kleine elektronische Küchenuhr: Vier Minuten sind um. Wir dürfen einen weiteren Blick unter den Deckel werfen. Aus der flachen graugrünen Rosette ist ein grasgrüner Igel geworden. Wir sind begeistert. Der Vorgang erinnert uns an die „Rose von Jericho", eine Wüstenpflanze, die scheinbar vertrocknet im Wasser sich zu unglaublicher Größe und Schönheit entfaltet. Hu Hsiang-fan knickt seinen Zeigefinger geschickt in die Mulde des Tassendeckels und läßt den Aufguß vorsichtig in eine weitere vorgewärmte Tasse fließen. Hu Hsiang-fan reicht uns die Schale. Das volle Wiesenaroma füllt unsere Nasen. Wir haben das Gefühl, ein ganz neues Getränk kennengelernt zu haben.

Die Teerose wird als Einzelstück in guten Teegeschäften für zwei bis drei Mark verkauft (Adressen siehe *Seite 93ff.*). Die aufwendige Handarbeit, die für jede Rosette notwendig ist, garantiert eine gute Blattqualität. Um die Form zu schaffen, muß man bei der Pflückung äußerst behutsam vorgehen. Für die Teerosen sind nur die jungen Blattsprossen geeignet, einfache Blätter wären zu kurz. Es werden nur kräftige gesunde Sprossen ausgewählt. Erkennt man einen feinen weißen Flaum an den Sprossen, den sogenannten „Tips", dann handelt es sich um eine besonders edle Sorte. Um auf den richtigen Grünteegeschmack zu kommen, ist der kleine Luxus der Teerose voll gerechtfertigt, denn sie vermittelt ein Gefühl für Qualität. Außerdem kann man die Teerosette bis zu fünfmal aufgießen. Da ist der Preis gerechtfertigt. Die Teerose ist nicht besonders empfindlich, sie verträgt eine hohe Wassertemperatur (80 °C) und eignet sich besonders für einen langen Tag am Schreibtisch oder als Überraschung für Gäste.
Wir werden noch Stunden damit verbringen, „Klare Reinheit", „Schöne Dame aus dem Osten", „Grüne Jade", „Schneeblau" und andere Qualitäten auszuprobieren. Alles erlesene Sorten von der Frühjahrsernte, die sich durch ein intensives „grünes" Aroma auszeichnen und keine Spur von Bitterkeit entwickeln. Auf dem Weg nach Hause verstehen wir, warum grüner Tee in Asien soviel getrunken wird. Die empfindlichen frischen guten Qualitäten sind dort leicht erhältlich. Hier sind sie ein seltener Glücksfall. Wir wissen jetzt, daß man dieses Erlebnis an den Anfang stellen sollte, wenn man sich wirklich für grünen Tee interessiert. Wir waren auf den Teeweg gekommen.

Die Wiederentdeckung des grünen Tees

Grüner Tee ist das heiße „In-Getränk" der neunziger Jahre. Die Einfuhrzahlen haben sich in den letzten acht Jahren verzehnfacht: 1990 importierte die Bundesrepublik nur etwa 150 Tonnen grünen Tee, heute sind es schon 1500 Tonnen. Während früher, selbst in gutsortierten Teegeschäften, nur wenige Grünteesorten lange auf Kundschaft warteten, gibt es heute bereits Spezialgeschäfte nur für Grüntee. Lauscht man den Gesprächen von Kunden in diesen neuen Läden, fühlt man sich unwillkürlich in eine Weinhandlung versetzt. Hier wie dort geht es um neue Ernten, Klima, Geschmacksvarianten und natürlich auch Preise. Der grüne Tee ist auf dem besten Wege, ein Kultgetränk zu werden.

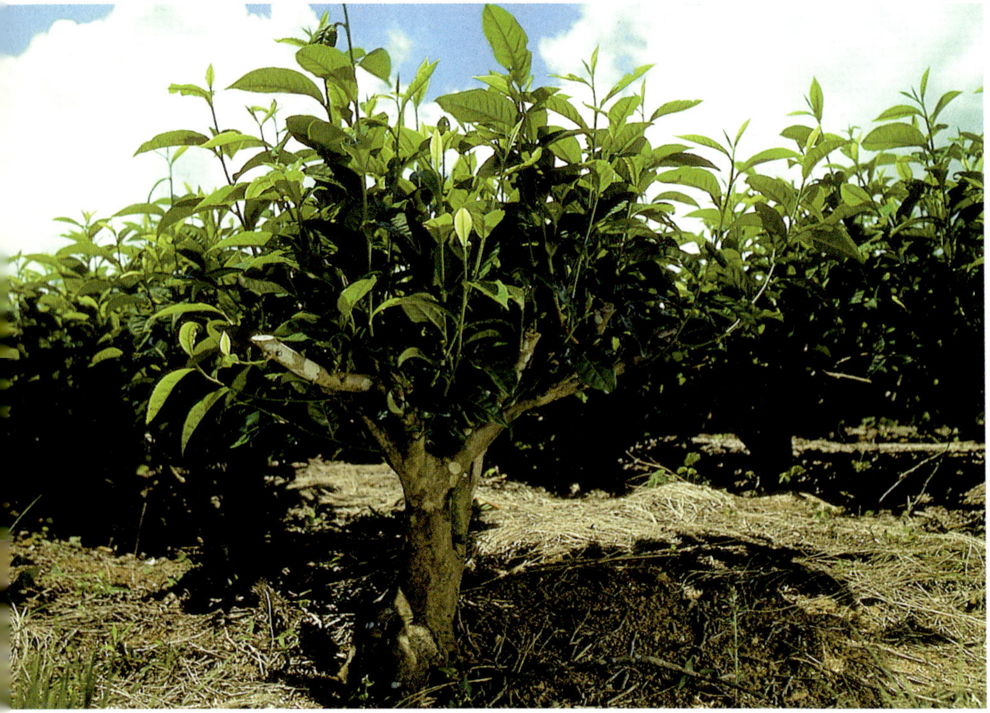

Abb. 3: Der Teestrauch hat dunkelgrün-glänzende, lederartige Blätter.

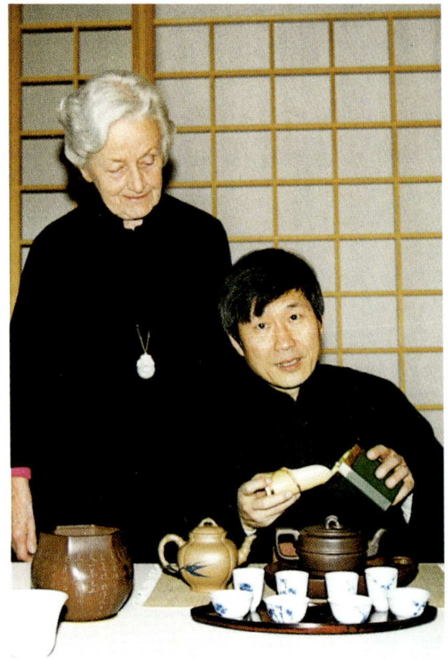

Abb. 4: Hu Hsiang-fan und Carla Steenberg leiten die Teeschule „Die Bambusbrücke" in Stuttgart.

Grün oder schwarz?

Grüner Tee ist der älteste Tee der Welt, denn die schwarze Variante wird aus dem grünen hergestellt.

Tee wird gewonnen aus den beiden immergrünen Pflanzen *Camellia sinensis* und *Camellia assamica*. Für den Grüntee werden die ganzen Blätter nur geröstet oder gedämpft. In China werden die frischen Blätter in flachen Eisenpfannen 10 bis 30 Sekunden erhitzt und dabei mit den Händen hin und her bewegt. In Japan dagegen werden die Teeblätter wenige Minuten in rotierenden Zylindern im heißen Wasserdampf bewegt. Der grüne Assam- und Ceylon-Tee wird dagegen wenige Minuten gedämpft.

Diese Varianten sind der Grund für die feinen Geschmacksunterschiede. In allen Fällen werden die pflanzeneigenen Enzyme rasch außer Gefecht gesetzt, und der Tee bleibt grün. Die vorsichtige Behandlung schont die natürlichen Inhaltsstoffe wie Polyphenole und wichtige Antioxidantien (siehe *Seite 26*), die normalerweise von den Enzymen zerstört würden. Auch die wasserlöslichen Vitamine bleiben größtenteils erhalten.

Schwarzer Tee wird im Gegensatz zum grünen „fermentiert". Dazu werden die Blätter zunächst getrocknet und dann aufgerollt. Dabei platzen die Blattzellen, und der Zellsaft kommt mit dem Sauerstoff der Luft in Berührung. Das setzt einen Oxidations- und Gärungsprozeß in Gang, die Fermentation. Sie ist ein chemischer Prozeß, der die Inhaltsstoffe

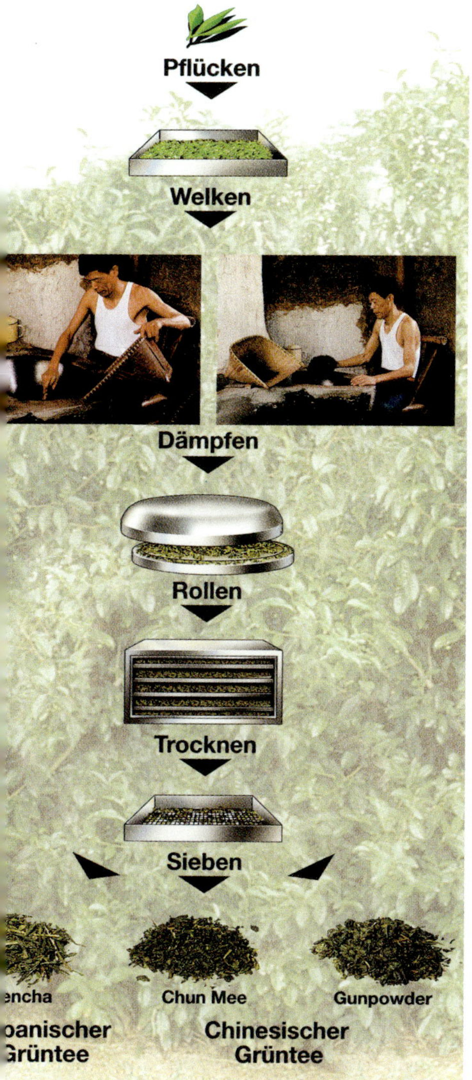
Pflücken
Welken
Dämpfen
Rollen
Trocknen
Sieben
Chun Mee
Gunpowder
Chinesischer
Grüntee

Grafik 1: Die Gewinnung von grünem Tee.

der Teeblätter stark verändert und viele wertvolle Wirkstoffe regelrecht zerstört. Dafür erhält der Schwarztee seine kupferrote Farbe und seinen typischen Geschmack. Außerdem wird er haltbarer als Grüntee und ist nicht so empfindlich gegenüber anderen Einflüssen wie Licht oder Gerüche.

Oolong-Tee ist ein Mittelding zwischen grünem und schwarzem Tee. Er ist nur „anfermentiert", d.h. nur die Blattränder sind dunkel. Bei einem Aufguß kann man das an jedem einzelnen Blatt gut sehen. Für viele „alte Hasen" unter den Teetrinkern ist Oolong der Champagner unter den Tees.

Es wird immer wieder darüber gerätselt, warum der Grüntee in Europa über Jahrhunderte fast völlig verschwand und der Schwarztee ihm so den Rang ablaufen konnte. Denn der erste Tee, den die Holländer um 1610 von China nach Europa brachten, war grüner Tee. Der Sonnenkönig Ludwig der XIV., Marquise de Pompadour, die Zarin Katharina und Goethe tranken ausschließlich grünen Tee. Er war schon damals ein Modegetränk, allerdings nur für eine kleine Oberschicht, und man konnte ihn in der Apotheke gegen Blähungen, Magenverstimmungen und Gicht kaufen.

Erst als die Engländer vor 150 Jahren in den Teehandel einstiegen, begann der Siegeszug des schwarzen Tees in der westlichen Welt. Die Briten stellten in ihren Kolonien nur schwarzen Tee her. Damit verdrängten sie China als Hauptexporteur. Ende des 19. Jahrhunderts war der grüne Tee in Europa fast vollständig vom Markt verschwunden. Es fehlt nicht an Vermutungen, warum das so ist. Die einen sagen, der schwarze Tee trifft eher den Geschmacksnerv der Europäer und paßt besser zu Milch, Zucker und Kuchen. Andere meinen, die Engländer wollten sich von China unterscheiden und den grünen Tee als chinesischen Tee vom Markt verdrängen.

Doch es gibt noch eine weitere Theorie: Tee wurde damals hauptsächlich mit Schiffen nach Europa gebracht. Etwa sechs Monate lagerten die frischen Teequalitäten im dumpfen Bauch der Langstreckensegler, denn so lange dauerte der Seeweg von Asien nach Europa. Die geruchsempfindlichen Grünteeblätter waren in dieser langen Zeit den penetranten Gerüchen von Schiffsöl und Teer schutzlos ausgeliefert. So ist leicht verständlich, daß vom feinen Geschmack des Grüntees nicht viel übrig blieb. Da der schwarze Tee haltbarer und weit unempfindlicher ist, erreichte er Europa wahrscheinlich in wesentlich besserer Verfassung. So betrachtet, ist es gar nicht mehr erstaunlich, daß die Europäer sich dem Schwarztee zuwandten und den Grüntee darüber fast vergaßen. Doch glücklicherweise nur „fast".

Heute bekommen wir, dank neuer Verpackungstechnik und neuer Verkehrsmittel, die jungen Grüntee-Qualitäten unbeschadet ins Haus. Und das sollten wir nutzen, denn Tee und Wasser sind die wertvollsten Flüssigkeiten für unseren Körper.

Grüner Tee für Körper und Geist

Grüntee enthält durch seine schonende Herstellung ohne Fermentation besonders viele gesunde und heilende Inhaltsstoffe. Nicht umsonst war er für seine Entdecker, die Chinesen, jahrtausendelang „nur" Arznei. Man trank einen Teeaufguß bei Müdigkeit, Konzentrations- und Sehschwächen, Rheuma, Kopfschmerzen, gegen Tumore und Blasenerkrankungen.
Heute belegen große wissenschaftliche Untersuchungen aus aller Welt, daß Grüntee vorbeugend gegen Bluthochdruck, Arteriosklerose, Herzkrankheiten und Alterskrankheiten wirkt. Und überall dort, wo geistige Wachheit gefragt ist, trinken heute Millionen Berufstätige im asiatischen Raum Grüntee zur Steigerung ihrer Leistung. Doch kaum ein Japaner oder Chinese würde auf die Idee kommen, Grüntee nur als Stimulans zu trinken. Für die Menschen in Fernost gehört Grüntee zum Alltag und ist in erster Linie ein Genuß.
Langsam setzt sich auch die äußerliche Anwendung von Grüntee durch. Große Namen in der Kosmetikbranche und teure Produkte werben neuerdings mit grünem Tee als Inhaltsstoff. Diese Entwicklung ist eine Reaktion auf Forschungsergebnisse, die belegen, daß grüner Tee die Haut vor Umweltgiften und starker Sonneneinstrahlung schützen kann. Beides ist heute in Zeiten erhöhter Ozonwerte nötiger denn je.

Wichtige Inhaltsstoffe des grünen Tees

Mineralien und Spurenelemente:
- Aluminium (Aluminium aus Tee ist unschädlich, puffert überschüssige Magensäure)
- Calcium (für starke Knochen und Zähne)
- Eisen (wichtig für die Sauerstoffversorgung der Zellen)
- Fluorid (für den Knochenaufbau und gesunde Zähne)
- Kalium (für einen ausgeglichenen Zellstoffwechsel)
- Magnesium (für die Knochenstruktur und einen ausgeglichenen Zellstoffwechsel)
- Mangan (Bestandteil vieler Enzyme, wirkt vorbeugend gegen Osteoporose)
- Natrium (für einen ausgeglichenen Zellstoffwechsel)
- Phosphor (für den Knochenaufbau und Energiestoffwechsel)
- Zink (für die Immunabwehr und Wachstum)

Vitamine:
Vitamin A, B, B_2, B_{12}, C, E, also wichtige Antioxidantien

Sekundäre Pflanzenstoffe:
- Polyphenole, dazu gehören die Phenolsäuren mit den Gerbstoffen (Tannine), darunter insbesonders das „Epigallocatechin-3-Gallat" oder kurz EGCG genannt
- Carotinoide
- Flavonoide
- Saponine
- ätherische Öle
- das Alkaloid Koffein

Diese Liste zeigt, welch ein Kraftpaket wirksamer Substanzen der grüne Tee verkörpert.

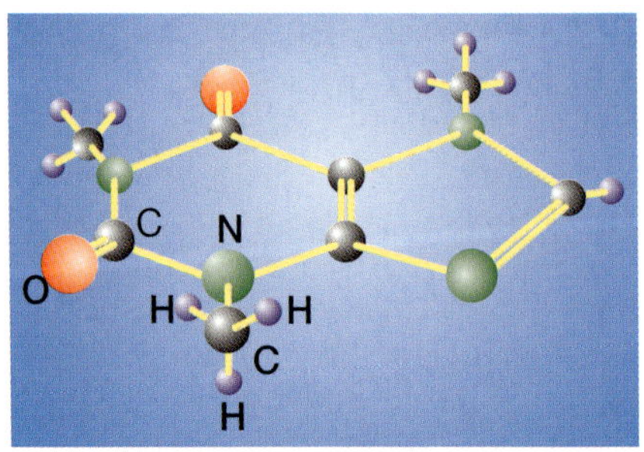

Grafik 2: Das Koffein des Kaffees und das des Tees sind chemisch identisch. Sie sind nur an unterschiedliche Substanzen gebunden.

Bei grünem Tee anregend, nicht aufregend: das Koffein

Am besten erforscht ist die Wirkung des Koffeins. Koffein ist eine psychoaktive Substanz, die auf das Herz-Kreislauf-System, das Zentralnervensystem und auf Gehirnfunktionen einwirkt. Chemisch betrachtet ist das Koffein im Tee, früher auch Teein genannt, die gleiche Verbindung wie das Koffein im Kaffee. Das Koffein ist ein Molekül mit einer sehr unregelmäßigen Oberfläche. Eine

Folge dieser besonderen Form ist, daß das Koffein nur mit bestimmten anderen Molekülen in Wechselwirkung treten kann, nämlich solchen, die zu seiner Struktur passen. Wie ein Schlüssel nur in ein bestimmtes Schloß paßt, so reagiert das Koffein nur mit wenigen anderen Molekülen. Diese Eigenschaft des Koffeins führt dazu, daß es sehr unterschiedlich wirkt.

Das Koffein des Kaffees ist an Calcium gebunden und wird durch die Salzsäure im Magen schlagartig freigesetzt, dadurch wirkt es schnell und intensiv. Die aufputschende Wirkung erreicht deshalb innerhalb der ersten halben Stunde ihre Spitze, und danach folgt genauso schnell ein Müdigkeitstief. Beim grünem Tee dagegen ist das Koffein an Gerbstoffe gebunden, die es erst nach und nach an den Körper abgeben. Dadurch wirkt der Tee nur langsam anregend, und der Effekt hält länger an. So macht der Grüntee munter und regt an, ohne Unruhe hervorzurufen.
Man kann die angenehme Langzeitwirkung des grünen Tees durch die Art der Zubereitung noch weiter steigern. Da Koffein in heißem Wasser gut löslich ist, wird in den ersten zwei Minuten das meiste Koffein gelöst. Bricht man dann das Ziehen ab, erhält man einen Aufguß mit viel freiem Koffein. Läßt man den grünen Tee jedoch länger ziehen, so etwa vier bis acht Minuten, dann lösen sich die Gerbstoffe in den Aufguß, welche die Aufnahme des Koffeins in das Blut verzögern.
Noch ein Tip: Jüngere und kleinere Teeblätter enthalten mehr Koffein als ältere und größere. Die Blattqualität läßt sich beim Aufguß gut kontrollieren. Ein lang aufgesetzter Aufguß grüner Tee ist kräftiger im Geschmack, aber schwächer und langsamer in der anregenden Wirkung.

Kurzes Ziehenlassen: stark anregend
Langes Ziehenlassen: schwach anregend
Weitere Aufgüsse: immer weniger Koffein

In China wird aus diesem Grunde oft erst der zweite Aufguß getrunken. Die Teeblätter werden zunächst mit wenig heißem Wasser übergossen, und nach spätestens einer Minute wird der erste Aufguß weggeschüttet. Dann läßt man den zweiten Aufguß wie üblich ziehen. Diese Methode reduziert den frei verfügbaren Koffeingehalt und die Gerbstoffe kommen mit ihrer abbremsenden Wirkung zum Zuge. In China nennt man diese Methode „den Tee öffnen" oder auch „den Tee reinigen".
Schwarzer und grüner Tee sind ähnlich, aber nicht gleich. Das zeigt sich auch bei der Wirkung des Koffeins. Schwarzer Tee wirkt ähnlich wie Kaffee, da die Gerbstoffe durch den Fermentationsprozeß nicht mehr an das Koffein gebunden sind. Es bleibt damit frei verfügbar und wirkt sofort. Die ätherischen Öle des grünen Tees unterstützen seine ausgleichende Wirkung auf die Psyche. Sie bewirken die wohltuende Mischung von Wachsein und Entspannung. Sie entfalten sich am besten bei einer Wassertemperatur von 60 bis 70 °C. Manche Menschen fühlen sich durch den grünen Tee in eine angenehme leichte Euphorie versetzt. Doch das sind Erfahrungen, die man am besten selber ausprobiert.

Vorbeugen ist besser als heilen

Grüner Tee kann noch weit mehr, als die Konzentration und die Inspiration anzuregen. Die Teegerbstoffe mit dem wissenschaftlichen Namen Polyphenole binden nicht nur das Koffein, sondern gelten in erster Linie als wirksame Radikalfänger (siehe *Seite 14*).
Das heißt, sie verhindern aggressive Reaktionen, die Zellen altern lassen und zu krebsverursachenden Veränderungen führen können. In einer großen Studie an Menschen stellten Wissenschaftler

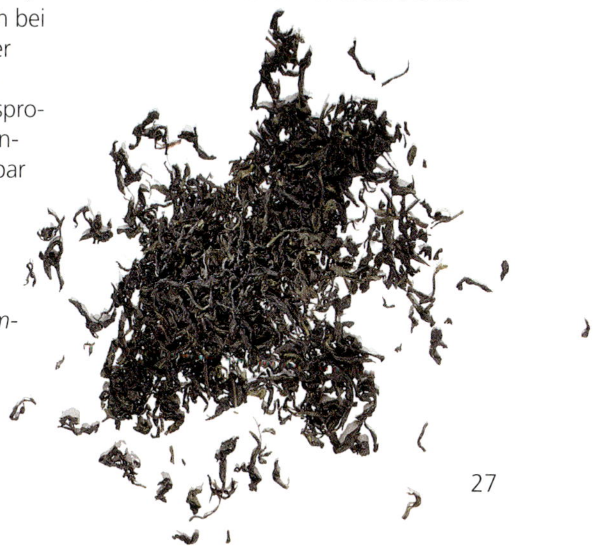

Abb. 5: Grüner Tee – ein Geschenk des Ostens und eine Geheimwaffe gegen alle modernen Belastungen von Körper und Seele.

der amerikanischen „University of Kansas City" außerdem fest, daß grüner Tee Herz- und Krebserkrankungen vorbeugt. Inzwischen kennt man auch die spezielle Verbindung. Es ist der Pflanzenstoff mit dem komplizierten Namen „Epigallocatechin-3-Gallat" oder kurz EGCG genannt. EGCG schützt 100mal stärker vor freien Radikalen als Vitamin C, 25mal stärker als Vitamin E und ist immer noch doppelt so wirksam wie die Schutzstoffe in Rotwein und Erdnüssen.

Damit ist das EGCG allen bisher bekannten Waffen gegen das Altern weit überlegen. Die Wirkung setzt bereits bei wenigen Tassen Tee am Tag ein. Selbst bei zurückhaltender Betrachtung der wissenschaftlichen Literatur zu diesem Thema ist das eine kleine Sensation. EGCG kann zwar die Krankheiten selber nicht vermeiden, doch der Ausbruch kann um Jahre hinausgezögert werden. Grüntee wird in Zukunft eine große Rolle bei der sanften Vorbeugung von Krankheiten spielen.
Die Polyphenole im grünen Tee haben darüber hinaus eine ähnlich blutverdünnende Wirkung wie das Aspirin. Sie hemmen die Blutgerinnung und verhindern, daß Blutfette, wie zum Beispiel das Cholesterin, mit Sauerstoff reagieren und sich an den Gefäßwänden absetzen. Das beugt Gefäßverschlüssen und damit dem Herzinfarkt vor. Japanische Pharmakologen der Universität Tokio stellten darüber hinaus fest, daß der Genuß von grünem Tee die Blutfettwerte normalisiert, und das schon bei einer täglichen Menge von fünf Gramm grünem Tee.

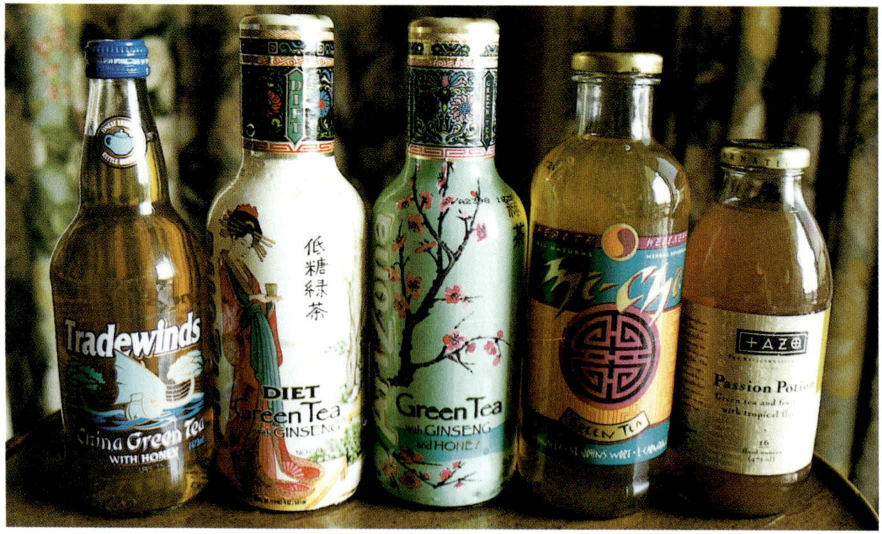

Abb. 6: Die Nachricht von der gesundheitsfördernden Wirkung des grünen Tees hat in den USA zu den erstaunlichsten Getränken geführt.

Schutztruppe Vitamine

Wer Vitamine nur in Obst und Gemüse vermutet, der irrt sich. Grüner Tee besitzt so viel Vitamin C wie Zitronen. Der Alleskönner Vitamin C unterstützt die Gehirnfunktionen, sorgt für gute Laune, straffe, klare Haut und starke Muskeln. Das Vitamin C ist der ärgste Feind aller Viren und Bakterien, die sich in unseren Körper einschleichen wollen. Es schützt die Körperzellen und stärkt die Abwehrkräfte.
Normalerweise reagiert das Vitamin C sehr empfindlich auf den Kontakt mit Hitze, Licht und Sauerstoff. Anders beim grünen Tee – in frischen, gut verpackten Qualitäten ist das Vitamin C selbst nach dem Aufguß noch in ähnlich großen Mengen nachweisbar wie in Zitronen. Erst lange Lagerung baut auch hier Vitamin C ab. Schwarztee schneidet in diesem Zusammenhang sehr schlecht ab: 90 Prozent des sensiblen Vitamins werden bei der Fermentation zerstört.
Doch damit nicht genug. Endgültig zum Jungbrunnen wird der grüne Tee durch das Vitamin E und die Carotinoide, die mit dem Vitamin C das große Dreigestirn der Radikalfänger darstellen. Zu dieser exzellenten Schutztruppe gesellen sich noch Flavonoide, die ihrerseits vor Entzündungen und Infektionen schützen, die Blutgerinnung hemmen und die Immunabwehr steigern. Damit haben Obst und Gemüse auf dem Sie-

gertreppchen für gesunde Lebensmittel Konkurrenz bekommen. Die einmalig wirkungsvolle Kombination von Inhaltsstoffen macht den grünen Tee zum idealen Getränk für alle, die gesund alt werden wollen. Fünf Tassen grüner Tee decken den Tagesbedarf dieser Vitamine eines Erwachsenen.

Wenn Sie unter zu niedrigem Blutdruck leiden, beobachten Sie sich beim Teegenuß: Grüner Tee wirkt nämlich leicht blutdrucksenkend. Außerdem hat er auch eine schwach abführende Wirkung. Dann ist es besser, den Tee nach dem Essen zu trinken und vielleicht auch mal eine andere Sorte zu probieren. Über all dem neuen Wissen der modernen Naturwissenschaften sollte man aber das Wichtigste nicht aus den Augen verlieren. Grüner Tee ist in erster Linie ein Streßkiller; und das nicht nur wegen seiner Inhaltsstoffe, sondern vor allem wegen der wunderbar entspannenden Zeremonie der Zubereitung und des Trinkens. Teetrinken ist eine Ruhe-Insel im Alltag.

Tee trinken heißt den Lärm der Welt vergessen. (T'ein Yi-hing)

Die Farbe Grün

Grüner Tee ist etwas Besonderes. Um grünen Tee muß man sich etwas bemühen. Doch die Mühe lohnt sich. Hier einige Hilfestellungen auf dem Weg zum grünen Tee.

Darauf sollten Sie beim Kauf achten:

- Grüner Tee ist ein Lebensmittel der Frische. Kaufen Sie Ihren grünen Tee deshalb in einem Spezialgeschäft oder Laden, der ständig viel grünen Tee verkauft (siehe *Bezugsquellen*).
- Bedenken Sie bei den Preisen, daß diese Tees bis zu fünfmal aufgegossen werden können und vor allem beim zweiten und dritten Aufguß ihre besondere Wirkung erzielen.
- Kaufen Sie zunächst zwei oder drei Teesorten einer mittleren Preislage und lassen Sie sich die kleinstmögliche Menge geben (höchstens 50 Gramm). Als Einsteiger sind Ihre Geschmacksnerven noch zu wenig geschult für die Spitzensorten. Und Sie sollten gerade am Anfang mit verschiedenen Grünteesorten und Zubereitungen experimentieren, um Ihre Geschmacksrichtung herauszufinden. Der Genuß am grünen Tee erschließt sich langsam.
- Bitten Sie Ihren Teehändler, Ihnen den Tee zu zeigen. Gute Qualitäten haben einen ausgesprochen frischen eigenen Geruch, der an Heu erinnert. Die Blätter sind deutlich grün und nicht braun! Sie haben einen matten Glanz, sind trocken und fest.
- Kauen Sie einige Teeblätter. Gute Qualitäten sind knackig und fest. Am Gaumen entsteht ein angenehmer Belag, der Geschmack hält lange an. In China nennt man diese Erfahrung „Gaumenfreude".
- Blattsprossentee ist besonders feiner Grüntee. Man erkennt ihn am staubähnlichen weißen Flaum wie feine Härchen. Grüner Blättertee ist dagegen kräftiger und robuster. Er eignet sich auch für härtere Wasserqualitäten.
- Wenn Sie sich wirklich für grünen Tee interessieren, verabschieden Sie sich von herkömmlichen Teebeuteln – dieser Tee ist nicht ausreichend frisch und geschützt.

Die richtige Lagerung

- Lagern Sie Ihren grünen Tee luft- und lichtdicht verschlossen in einer handlichen Blechdose, am besten mit Innendeckel.

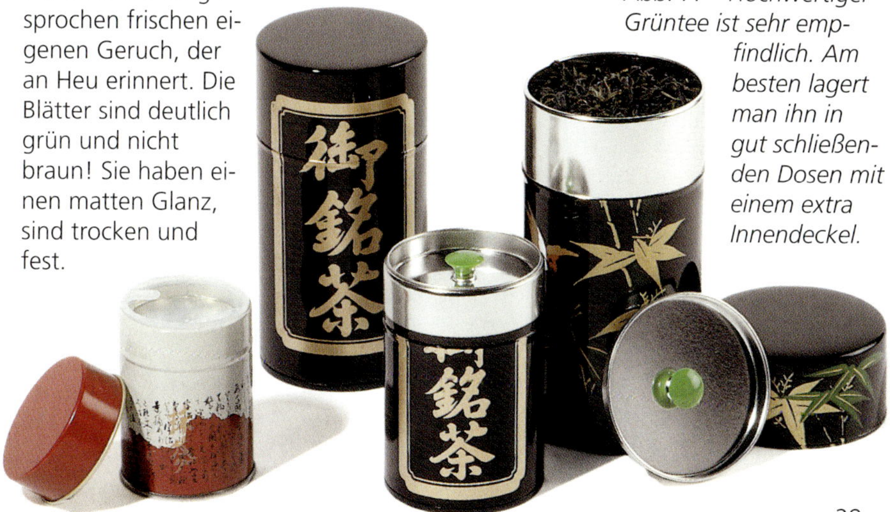

Abb. 7: Hochwertiger Grüntee ist sehr empfindlich. Am besten lagert man ihn in gut schließenden Dosen mit einem extra Innendeckel.

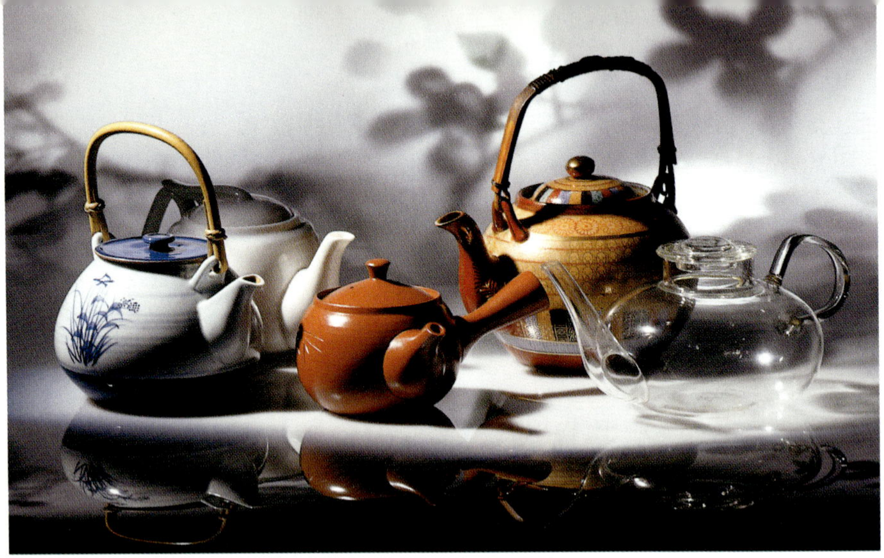

Abb. 8: Geeignete Materialien für das Teegeschirr sind Porzellan, Ton und Glas.

- Die Dose sollte immer möglichst voll sein, deshalb empfiehlt es sich, nicht mehr als eine Wochenration in einer Dose aufzuheben (d. h. in 50-, höchstens 100-Gramm-Dosen). Kühl, trokken und dunkel lagern mit Distanz zu anderen geruchsabsondernden Gegenständen. Ein guter Lagerort ist der Kühlschrank (für rund zwei Monate).
- Nach dem Herausnehmen und vor dem Öffnen der Teedose warten, bis diese Raumtemperatur erreicht hat, damit der Tee kein Kondenswasser aufnimmt.

Die Kunst, einen guten grünen Tee aufzugießen

Um die richtige Zubereitung des grünen Tees wird eine Menge unnötiger Geheimniskrämerei gemacht. Dabei ist alles ganz einfach, wenn man einige Grundregeln beachtet. Sie brauchen zwei Kannen und zwei Tassen, Wasser und den grünen Tee Ihrer Wahl sowie einen Teekessel oder Wasserkocher.

Das Teegeschirr

Geeignete Materialien für das Geschirr sind Porzellan, Ton und Glas. Auch Gußeisen eignet sich, wenn es von innen emailliert ist. Benutzen Sie ein Teegeschirr wirklich nur für grünen Tee. Spülen Sie es nur mit heißem Wasser aus und lassen Sie es an der Luft trocknen. Die Teekannengröße sollte mit zunehmender Teequalität kleiner werden und die Teetassen an der Innenfläche aus weißem Porzellan sein, um die grüne Farbe des Tees zu betonen.

Die Deckeltasse

Die echte chinesische Deckeltasse aus Porzellan ist eine wunderbare Erfindung, wenn man sich daran gewöhnen möchte, grünen Tee den ganzen Tag über zu trinken. Nur in solchen Tassen können die Teeblätter frei schwimmen und ihr Aroma und ihre kostbaren Wirkstoffe entfalten. Und die Zubereitung großer Mengen in Kannen empfiehlt sich nur, wenn Sie den Tee mit vielen anderen Personen zusammen trinken. Grüner Tee sollte nämlich direkt getrunken und immer wieder frisch aufgegossen werden.

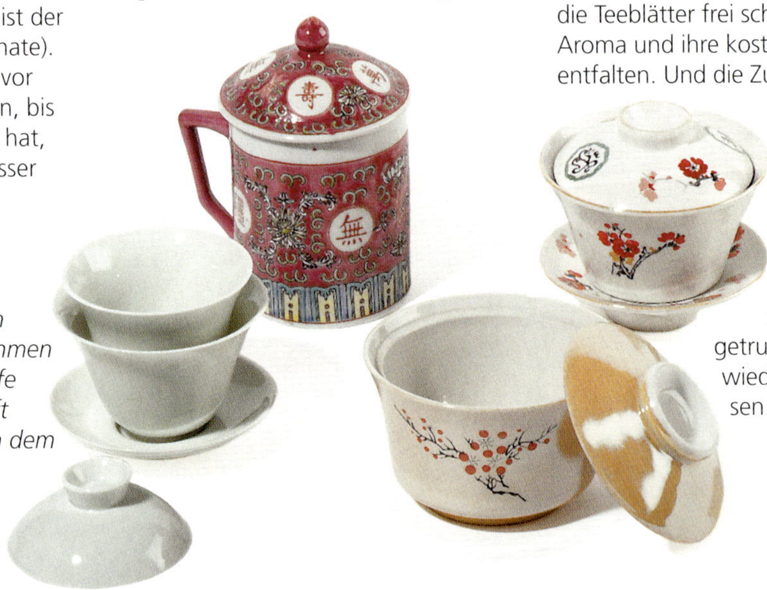

Abb. 9: In solchen Deckeltassen können die Teeblätter frei schwimmen und ihr Aroma und ihre Wirkstoffe entfalten. Den Chinesen reicht oft auch ein einfaches Wasserglas, in dem die Teeblätter absinken können.

Das Wasser

Die Qualität des Wassers ist für einen guten Tee von sehr großer Bedeutung. Die alten chinesischen Teemeister bevorzugten Wasser aus natürlichen Quellen, am besten aus einer Bergquelle. Unsere Quelle ist die Wasserleitung, und die ist weit besser als ihr Ruf. Verwenden Sie also Ihr eigenes Wasser für Ihren Tee und finden Sie heraus, welche Teesorte am besten zu Ihrer Wassergüte paßt. Es gibt geeignete Teesorten für alle Wasserqualitäten, auch für hartes Wasser, fragen Sie Ihren Teehändler. Sie brauchen also normalerweise keinen Wasserfilter für Ihr Teewasser, auch wenn die Werbung Ihnen etwas anderes einredet. Wasserfilter sind teuer, müssen gut gewartet werden und bergen die Gefahr der Verkeimung.

Der Geschmack von Teesorten aus Südchina wird von hartem Wasser und hohen Temperaturen beeinträchtigt. Aus dem kühleren Nordchina und aus höheren Lagen kommen Qualitäten, die nicht empfindlich sind und sich auch mit heißem Wasser aufgießen lassen, wie zum Beispiel der Long Jing. Wichtig ist auch das Wasserkochen selbst. Das Wasser sollte frisch aus dem Hahn kommen und nur ganz kurz aufkochen. Bereits wenn die ersten Bläschen zu sehen sind, sollte man den Siedevorgang abbrechen. Wasser, das länger gekocht hat und schon Wellen schlägt, ist für einen guten Tee „verkocht" und zu „alt".

Die Zubereitung

Kochen Sie frisches Wasser kurz auf und gießen Sie es dann in eine Thermoskanne um. Kontrollieren Sie die Temperatur, bis sie sich auf ca. 80 °C abgekühlt hat. Das ist nach vier bis sechs Minuten der Fall. Merken Sie sich diese Zeit. Wenn Sie nicht warten wollen, können Sie das Wasser auch viermal umgießen. Auch dann sollte es etwa 80 °C haben. Diese Temperatur ist für die meisten Grünteesorten genau richtig. Nur so entfaltet sich sein Aroma. Kochendes Wasser zerstört das Grünteearoma und macht ihn bitter. Wärmen Sie nun Ihre Tasse mit etwas heißem Wasser vor, gießen Sie es wieder weg und füllen Sie den losen Tee in die Tasse. Machen Sie sich doch einmal die Mühe und wiegen Sie vier Gramm ab. Gießen Sie nun das Wasser auf den Tee und schließen Sie den Deckel. Nach vier Minuten ist Ihr Grüntee fertig. Gießen Sie ihn mit einem sauberen Teesieb um. Bei der echten Deckeltasse brauchen Sie kein Sieb. Sie können ganz einfach mit dem Deckel die Blätter zurückhalten. Wärmen Sie auch die Trinktasse vor dem Einschenken mit heißem Wasser vor. Während man den ersten Aufguß genießt oder ihn wegen des freien Koffeins wegschüttet (siehe *Seite 27*), kann der zweite aufgegossen werden. Dazu eine zweite Tasse vorbereiten. Die Thermoskanne hält die einmal erreichte Temperatur sehr lange. Grüntee guter Qualität kann bis zu fünfmal aufgegossen werden! Doch sollte man die feuchten Blätter nicht zu lange stehen lassen. Eine längere Unterbrechung beim Aufgießen verschlechtert die Qualität. Auch ein sehr teurer Tee wird durch die vielen Aufgüsse preiswert! Viele Teeliebhaber schwören darauf, daß der zweite und der dritte Aufguß besser schmecken als der erste.

Der erste Aufguß für den Geschmack.
Der zweite Aufguß für den Genuß.
Der dritte Aufguß für das Auge.
Der vierte Aufguß für die Entspannung.
(Chinesische Volksweisheit)

Logischerweise werden mit jedem Aufguß immer weniger Vitamine frei (siehe *Tabelle 1*).

Im August 1998 bestätigt das renommierte Deutsche Krebsforschungszentrum in Heidelberg die internationalen Berichte über die krebsvorbeugenden Wirkungen des grünen Tees. In einem Bericht dazu heißt es: „Um die positiven Eigenschaften von grünem Tee voll auszunutzen, dürfen die Blätter nur mit 60 bis 80 °C heißem Wasser aufgegossen werden und nicht länger als vier Minuten zie-

	1. Aufguß	2. Aufguß	3. Aufguß
Vitamin B_1	57–65%	21–22%	11–13%
Vitamin B_2	70–80%	20–29%	4–8%
Vitamin C	81–85%	10–12%	3–5%

Tabelle 1

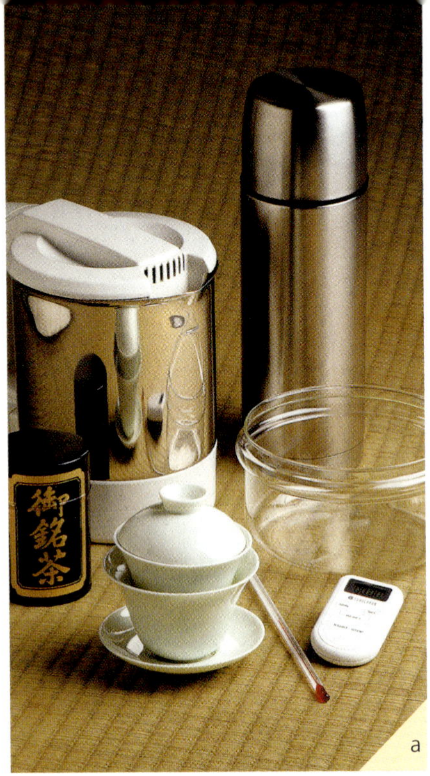

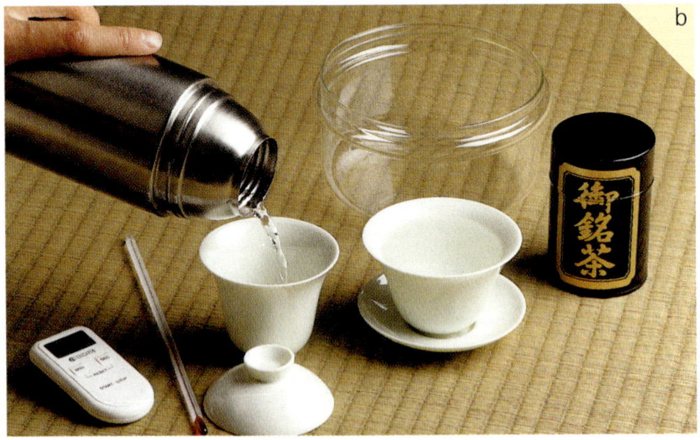

Abb. 10a–e: *(a) Für die klassische Zubereitung von grünem Tee benötigen Sie natürlich Teeblätter, einen Wasserkocher, eine Thermoskanne, ein Teemeer, eine Stoppuhr und ein Thermometer sowie eine chinesische Deckeltasse. (b) Wärmen Sie die Trinktasse und die Tasse zur Zubereitung mit etwas heißem Wasser vor. (c) Gießen Sie es in das Teemeer und füllen Sie den losen Tee in die Tasse. (d) Gießen Sie nun Wasser, das etwa eine Temperatur von 80 °C haben sollte, auf den Tee und lassen Sie ihn vier Minuten ziehen. (e) Mit der Deckeltasse können Sie den Tee nun direkt in die Trinktasse umgießen.*

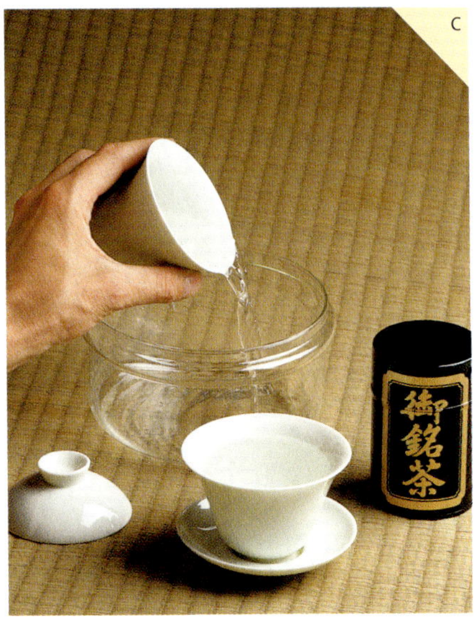

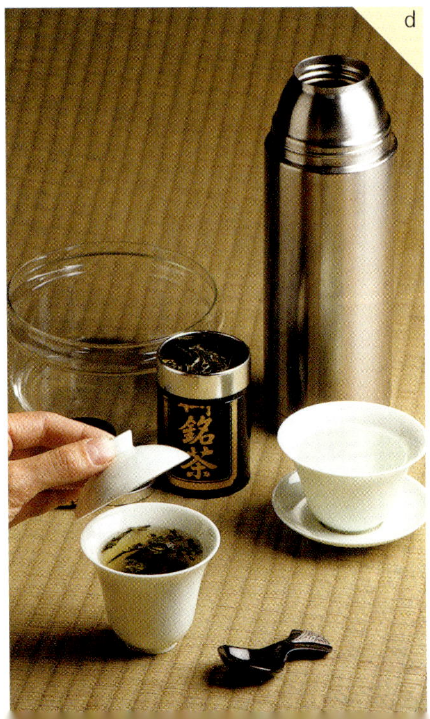

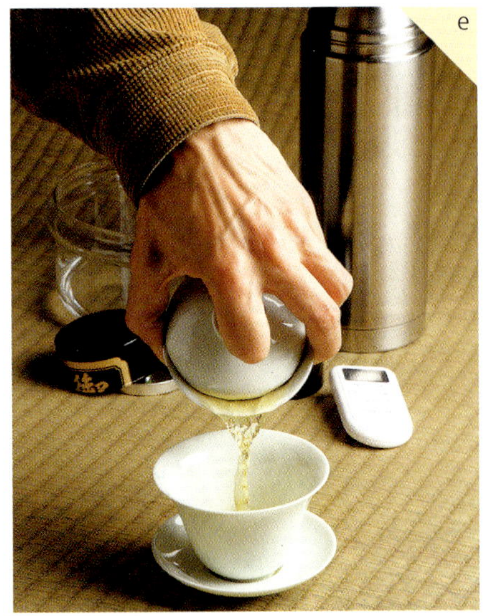

hen. So bleiben die wertvollen Vitamine A, B, C und E erhalten sowie Inhaltsstoffe, die die Bildung von Krebszellen im Körpern verhindern helfen. Mehrere Tassen grüner Tee täglich senken das Risiko an Tumoren der Speiseröhre, des Magen- und Darmtraktes, der Haut, der Leber und der Lunge zu erkranken."

Mit der Zeit erkennt man verschiedene Grünteesorten am Geschmack und lernt, in den Blättern zu lesen! Fischen Sie sich ein paar Blätter aus Ihrem Aufguß und schauen Sie genau hin. Man kann erkennen, ob es sich um Blattspitzen oder einfache Blätter handelt. Man sieht, ob sie mit Messern geschnitten sind oder von Hand gepflückt, und man kann auch erkennen, ob Teile des Blattes fermentiert

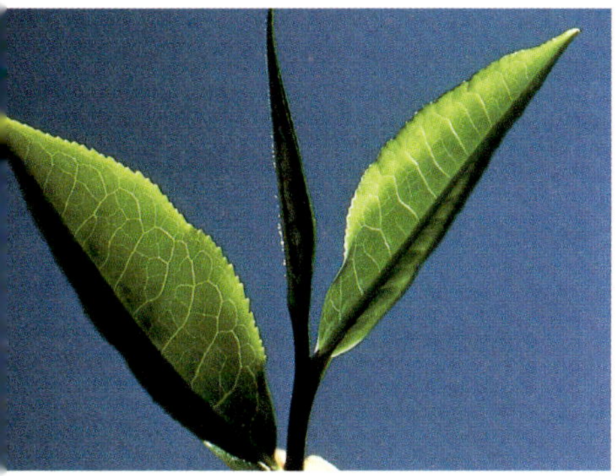

Abb. 11: In einem aufgegossenen Tee guter Qualität sollten Sie solche „two leaves and a bud" – zwei junge Blätter und eine Blattknospe – wiederfinden können.

sind. Fermentierte Stellen sind dunkelbraun gefärbt. Das kann Absicht sein wie beim Oolong Tee, dessen Blattränder gleichmäßig dunkel gefärbt sind. Es kann aber auch ein Fehler sein, das unerwünschte Ergebnis schlechter Behandlung, die die Blätter oft fleckig braun werden läßt.
Nach wenigen Malen brauchen Sie keinerlei Meßinstrumente mehr. Sie kennen dann „Ihren Tee" und seine „Bedürfnisse". Die Zubereitung ist dann so einfach und das Ergebnis so köstlich, daß Sie sich fragen, warum Sie jemals einen Teebeutel benutzt haben.

Spezialitäten mit grünem Tee

Nur bei der japanischen Teezeremonie wird der Tee aus Teepulver, dem Matcha-Pulver, hergestellt. Dieser Tee ist bitter, weil er viele Blattrestchen enthält, die sich beim Trinken auf die Geschmacksknospen legen. Zur Zubereitung wird mit dem Bambuslöffel „Cha-Shaku" der pulverisierte Tee in eine Tasse gegeben und mit 70 °C heißem Wasser aufgegossen. Der kunstvoll hergestellte Bambusbesen „Chasen" dient zum Umrühren und Aufschäumen der Tee-Wassermischung. Die japanische Teezeremonie „Chanoyu" geht auf die Teesitten chinesischer Dichter und Mönche zurück. Sie wurde in Japan durch die Zen-Sekte und ihre Priester im 12. Jahrhundert verbreitet und diente schon den Samurai-Kriegern zur Sammlung vor dem Kampf.
Durch den jahrhundertealten Umgang mit grünem Tee haben die Menschen in

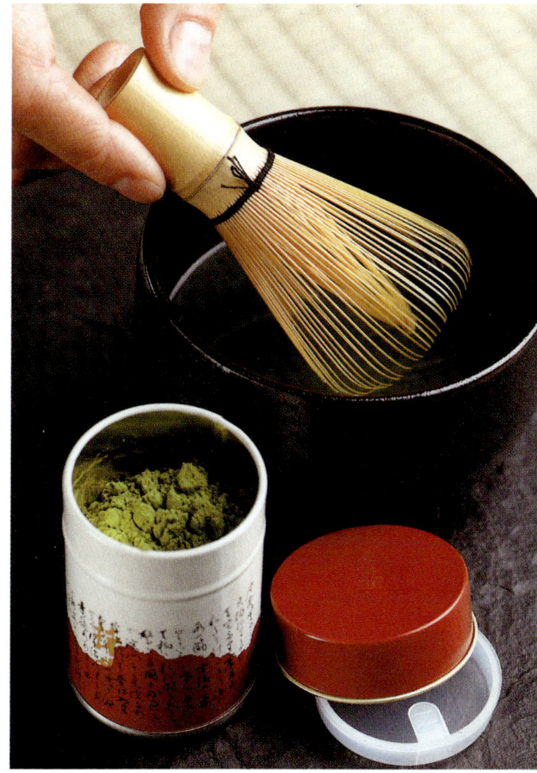

Abb. 12: Bei der japanischen Teezeremonie wird der pulverisierte Matcha-Tee mit einem Bambusbesen in einer Schale geschlagen.

China und Japan eine Fülle von Gewohnheiten entwickelt, die für uns neu und überraschend sind. So gibt es zu dem praktischen Deckeltassenset auch eine spezielle Grünteemischung, welche die Chinesen den ganzen Tag über immer wieder aufgießen und trinken, 10- oder 15mal. Die lange Haltbarkeit und die

große Ergiebigkeit erhält dieser grüne Tee durch Beimischungen von ganzen oder zerkleinerten Trockenfrüchten und Fruchtkernen, die nach dem dritten oder vierten Aufguß, gerade dann, wenn der Tee seine Kraft langsam verliert, immer stärker den Fruchtgeschmack und ihre spezielle Süße abgeben. Dieser Tee wird in China in kleinen Säckchen oder Tütchen als „Langes-Leben-Tee" oder „Acht-Kostbarkeiten-Tee" entsprechend seiner acht Zutaten verkauft und erfreut sich dort großer Beliebtheit.
Leider gibt es diese Tütchen, mit denen man über den ganzen Tag kommen kann, noch nicht auf dem europäischen Markt. Aber Sie können sich selbst einen „Langes-Leben-Tee" herstellen, indem Sie Trockenfrüchte nach Wahl kleinwürfeln und einer Teeportion zufügen.
Das folgende Rezept ist ein Original-Rezept, das wir aus China mitgebracht haben. Wir haben aus einer Fülle von Rezepten das ausgesucht, das unserem europäischen Geschmack am nächsten kommt.

Langes-Leben-Tee

4	Rosinen
2	getr. rote Datteln (Jujube)
8	Früchte des Chinesischen Bocksdorns
2 Scheiben	kandierter weißer Ginseng
5	Lotussamen
2 Stück	Kandiszucker
½ TL	Honeysuckle (Heckenkirsche)
½ TL	grüner Tee

Zutaten mit etwa 80 °C heißem Wasser aufgießen, vier Minuten ziehen lassen und genießen. Sie können den „Langes-Leben-Tee" den ganzen Tag lang immer wieder aufgießen. Dieser Tee unterstützt die Funktion der Nieren, hat zusammen mit dem Grüntee eine leicht entgiftende Wirkung und wirkt allgemein sehr belebend und aufbauend. Sollte eine dieser Zutaten nicht erhältlich sein (Asienläden, Apotheken), können Sie diese auch durch getrocknete Aprikosen- und Pflaumenstückchen oder Apfelscheiben ersetzen.

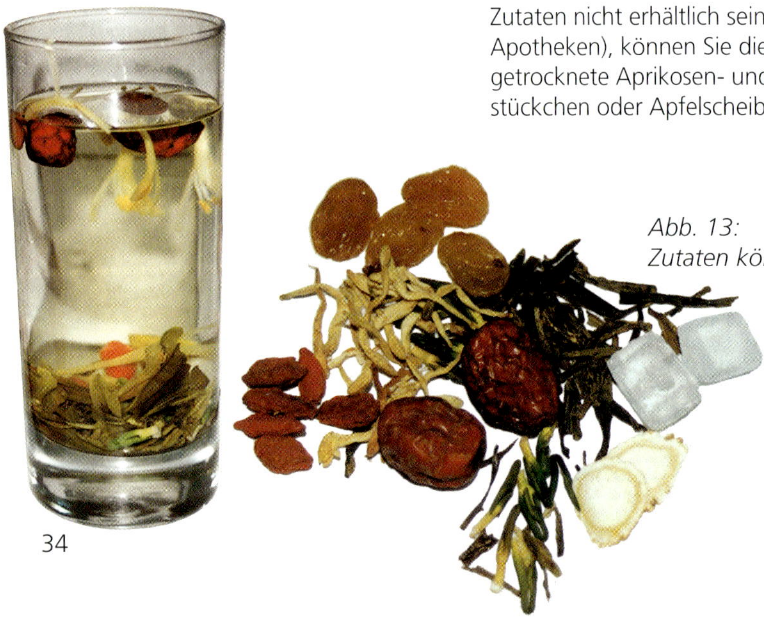

Abb. 13: Mit diesen Zutaten können Sie sich selbst Ihren „Langes-Leben-Tee" herstellen.

Anbaugebiete

Der grüne Tee stammt in erster Linie aus China und Japan. Die Teeanbaugebiete Chinas sind über mehr als 16 Provinzen im ganzen Land verteilt. Die meisten liegen jedoch im Süden der Volksrepublik. Das riesige Anbaugebiet in Festlandchina weist alle nur denkbaren Klimazonen und Bodenverhältnisse auf; entsprechend breit gefächert sind die Teequalitäten, die dieses Land bietet. China erzeugt etwa ein Viertel der Welt-Teeproduktion, und davon sind 80 Prozent grüner Tee. China ist damit nach Indien der zweitgrößte Teeproduzent der Welt und der größte für Grüntee. Grüne Tees aus China schmecken blumig, mild und leicht.

Grüntee für Einsteiger aus China
Chun Mee: einfache Sorte, kräftig, ehrlich, herb, ein Tee für jeden Tag.
Lung Ching: „Drachenquelle" – einer der besten Grüntees, smaragdgrüne Farbe, frischer süßlich-herber Geschmack.
Lung Ding: „Drachengipfel" – hervorragender Grüntee aus dem „Goldenen Dreieck, einem Anbaugebiet in den Bergen, bekannt für seine hohe ökologische Qualität.
Gunpowder: Name nach dem „kugeligen" Aussehen der Blätter, kräftiger, leicht bitterer, aber angenehmer Geschmack.
Ju Hua Cha: Spitzentee aus den ersten Trieben, von Hand gerollt, feiner Geschmack, magenfreundlich.
Teerose: mit einem Baumwollfädchen zu einer Rosette gewickelte

Blattsprossen feinster Qualität, zarter feiner Geschmack mit Nachklang.
Grüntee „Jasmin": natürlich aromatisierter Grüntee mit frisch gepflückten Jasminblüten, zarter Blütengeschmack.
Oolong: „Schwarzer Drache" ist ein anfermentierter Tee, der zwischen Grün- und Schwarztee steht. Kennern gilt er als Champagner des Tees. Pikanter Geschmack, der an reife Pfirsiche erinnert.

Japan produziert nahezu ausschließlich grünen Tee. Das Hauptanbaugebiet befindet sich in der Provinz Shizuoka am Fuße des Mount Fuji im Herzen des Landes. Die Japaner trinken ihren grünen Tee am liebsten selbst und exportieren nur weniger als ein Prozent der Ernte. Grüne Tees aus Japan schmecken frisch, zart und etwas grasig.

Grüntee für Einsteiger aus Japan
Bancha: einfache Sorte, Tee des japanischen Alltags, erfrischend, mit wenig Koffein.
Sencha: erlesene Sorte mit vollem Aroma, ein anregender Morgentee.
Gyokuro: Spitzentee mit einem milden, frischen Aroma, der von Kennern als „kostbarer Tau" verehrt wird.
Besonderheiten:
Genmalcha mit Reis: grüner Tee, der mit geröstetem Reis vermischt ist, geeignet für die Nachmittagsstunden.
Matcha: Pulvertee für die japanische Teezeremonie, herb mit viel Koffein.

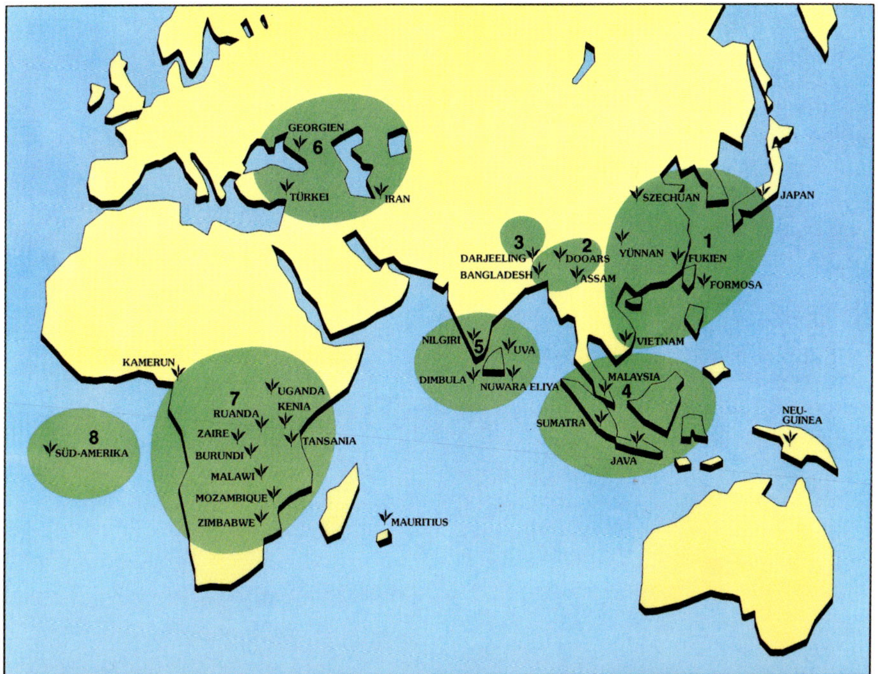

1 China, Japan grüner Tee und schwarzer Tee, rauchiger Geschmack	**2 Assam** dunkle, vollaromatische herbrassige Tees	**3 Darjeeling** leichte, blumige Tees, first, second flush	**4 Sumatra, Java, Malaysia** Sumatra: voll, etwas dunkel Java: leicht u. aromatisch
5 „Ceylon", südliches Indien leichter und aromatischer Typ	**6 GUS, Türkei, Iran** heller und leichter Typ	**7 Kenia, südliches Afrika** kräftiger und aromatischer Typ	**8 Südamerika** unterschiedliche Typen

Grafik 3: Teeanbaugebiete der Welt. Die ersten drei produzieren auch grünen Tee.

Inzwischen produzieren auch die traditionellen Schwarzteelieferanten in Indien und Sri Lanka grünen Tee. So sind bei uns bereits grüner Darjeeling, grüner Assam und auch grüner ceylonesischer Tee in den Fachgeschäften erhältlich. Weitere Grüntee-Produzenten, allerdings von weit geringerer Bedeutung, sind die Länder Vietnam und Taiwan.
Wie die Anbaugebiete und Lagen beim Wein sind auch die Teeanbaugebiete und ihre speziellen Produkte eine Wis-

senschaft für sich. In Nordchina zum Beispiel ist das Klima rauher und kälter als in Südchina, aber die Sonne scheint länger, so daß die Teebauern weniger Probleme mit Schädlingsbefall haben. Die Teepflanzen werden niedrig gehalten und ringsherum von hohen Zypressen gegen die harten Winterstürme geschützt. Die Tees aus dieser Klimazone sind robuster und unempfindlicher gegen hohe Temperaturen und hartes Wasser. Die aufgebrühten Teeblätter duften intensiv nach gerösteten Kastanien und sind reich an Inhaltsstoffen. Das berühmteste Anbaugebiet liegt jedoch im Südosten Chinas, in der Provinz Zhejiang mit der Hauptstadt Hangzhou. Hier ist das Klima viel milder, und die Teequalitäten sind besonders fein und mild mit einem erfrischend säuerlichen Geschmack. Im Oktober 1998 reiste die Hobbythek-Redaktion mit Jean Pütz, Monika Kirschner, Ellen Norten und Vladimir Rydl in die Volksrepublik China und besuchte unter anderem auch dieses große alte Teeanbaugebiet im Südosten des Landes. Die Provinz Zhejiang ist von der Seiden- und Teeproduktion geprägt. Beide Handwerkszweige haben eine lange Geschichte, die sich auch heute noch im Alltag der Menschen in Zhejiang widerspiegelt. Auch die Kunst des Teepflükkens ist seit Jahrtausenden unverändert. In China werden viele Grünteequalitäten noch von Hand gepflückt, während in anderen Teeregionen der Welt nur Maschinen im Einsatz sind. Die Familien, die von der Teeproduktion leben, verfügen über ein gutes Einkommen. Sie wohnen in komfortablen Wohnungen in der Nähe des Teegartens. Ihre Kinder finden in der Nähe gute Kindergärten und Schulen. In Zhejiang gibt es kaum große Industriebetriebe. So wachsen die Kinder in einer gesunden Umgebung auf, und die Teepflanzen können in unverschmutzter Luft gedeihen. Wir gingen mit zur Tee-Ernte, die das ganze Jahr über stattfindet, besuchten die Teemanufakturen und konnten uns von der sorgfältige Behandlung der verschiedenen Teequalitäten mit eigenen Augen überzeugen. Und wir haben bei unzähligen Tassen Tee Freunde fürs Leben gewonnen. Nach diesem Erlebnis, das wir für unsere Zuschauer in einem Film festgehalten haben, schmeckt keine Tasse Grüntee mehr wie vor der Reise.

Alte und neue Rezepte mit grünem Tee

„Treten Sie ein, nehmen Sie Platz und trinken Sie etwas Tee!" „Erfrischen Sie sich, wärmen Sie sich an einem guten Schluck Tee!" „Kommen Sie mich bei Gelegenheit auf einen Tee besuchen und wir plaudern etwas ..." So oder ähnlich klingt es, wenn Chinesen sich untereinander einladen. Das gemeinsame Teetrinken begleitet viele Begegnungen zwischen Arbeitskollegen, Geschäftspartnern, Freunden und Verwandten. Der Tee als Gesprächsthema ist Aufhänger beim Knüpfen und Pflegen von Kontakten, er dient als Alibi der Annäherung, und sein Konsum löst die Atmosphäre und sorgt für Entspannung. Auch so betrachtet hat der grüne Tee heilsame Wirkungen.

Die vielfältigen Wirkstoffe des grünen Tees lassen sich jedoch auch ohne Zeremonie nutzen. Es ist überraschend, wie viele wohlschmeckende Getränke man aus grünem Tee herstellen kann, außerdem können die kostbaren Inhaltsstoffe auch über die Haut aufgenommen werden. Wir haben einiges ausprobiert und festgestellt, daß grüner Tee vielfältig einsetzbar ist: nicht nur als Zutat in der Küche, sondern auch im Badezimmer! Lassen Sie sich überraschen.

Grüne Getränke

Wir haben unserer bewährten Frusip's Reihe drei Grüntee-Konzentrate hinzugefügt, mit denen Sie im Handumdrehen köstliche Getränke herstellen können. Die Frusip's Grüntee bestehen aus chinesischem Grüntee-Extrakt, natürlichen Aromen und Fructose sowie einem Säuerungsmittel aus Apfelsäure und Vitamin C.
Die Catechine (siehe *Seite 28*) sind mit mindestens 0,7 Gramm pro Kilogramm reichlich im Extrakt enthalten, ebenso wie all die anderen wertvollen Inhaltsstoffe des grünen Tees. So können Sie wählen, ob Sie grünen Tee auf die schnelle westliche oder die original östliche Art trinken wollen – je nach Situation. Sie werden sehen, beides hat seinen Reiz.

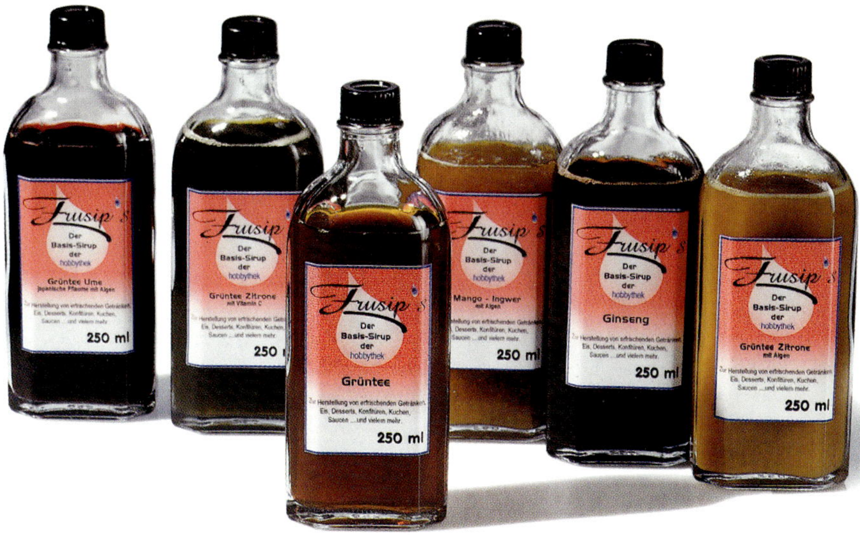

Abb. 14: Die neuen Frusip's der Hobbythek (v. l. n. r.): Grüntee Ume japanische Pflaume mit Algen, Grüntee Zitrone mit Vitamin C, Grüntee, Mango-Ingwer mit Algen, Ginseng (noch in der Entwicklung), Grüntee Zitrone mit Algen.

Frusip's Grüntee gibt es in folgenden Qualitäten:

- Frusip's Grüntee
- Frusip's Grüntee Zitrone mit Vitamin C
- Frusip's Grüntee Zitrone mit Algen
- Frusip's Grüntee Ume japanische Pflaume mit Algen

Gewürz-Tee „White Temple"

1	Nelkenköpfchen
½	Vanilleschote
½	Zimtstange
5 TL	grüner Tee (z. B. Gunpowder)
1 l	Wasser
	Saft von 1 Zitrone
evtl. 1 EL	Honig oder 1–2 Tabl. Lightsüß HT

Nelkenköpfchen, halbe Vanilleschote und Zimtstange zerkleinern und zusammen mit dem Grüntee mit abgekochtem Wasser überbrühen, vier Minuten ziehen lassen und absieben. Den Saft einer Zitrone unterrühren. Jede Tasse nach Geschmack mit Honig oder Lightsüß HT süßen.
Die Teemischung kann auch noch zusätzlich mit einem Teelöffel Rum abgeschmeckt werden. Dieser Gewürztee ist ein ausgezeichnetes Getränk für kalte Winterabende.

Grüner Eistee mit Minze „Paso Doble"

1 l	grüner Tee
4 Zweige	frische Minze
1 Msp.	Ingwerpulver
evtl. 1 EL	Honig
	Saft von 2 Orangen und 4 Zitronen, frisch gepreßt

In den heißen Tee die zerkleinerte Minze, Ingwerpulver und Süßungsmittel nach Geschmack zugeben, die Mischung abkühlen lassen. Dann den Orangen- und Zitronensaft unterrühren. Die Flüssigkeit absieben und mindestens eine Stunde kühl stellen.

Mit Minzeblättern und einer Orangenscheibe garnieren und mit Eiswürfeln servieren. Eine perfekte Erfrischung für eine Gartenparty – anregend und gesund.

Grüntee-Milkshake „Green Snow"

½	Banane, zerkleinert
1 Tasse	frische kalte Milch oder Kokosmilch
1 TL	Grünteepulver (z. B. Matcha) oder ½ TL Frusip's Grüntee

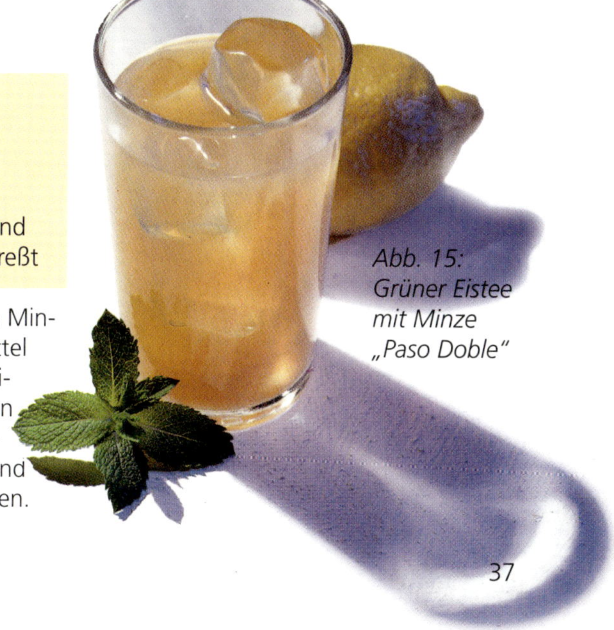

Abb. 15: Grüner Eistee mit Minze „Paso Doble"

Bananenstücke, kalte Milch und Grünteepulver oder Frusip's in einen Mixer geben und ca. eine Minute gut verrühren. Ein gut gekühlter Grüntee-Milkshake ist an heißen Sommertagen sehr erfrischend und macht munter – vor allem, wenn man Matcha-Grünteepulver mit seinem hohen Koffeingehalt verwendet.

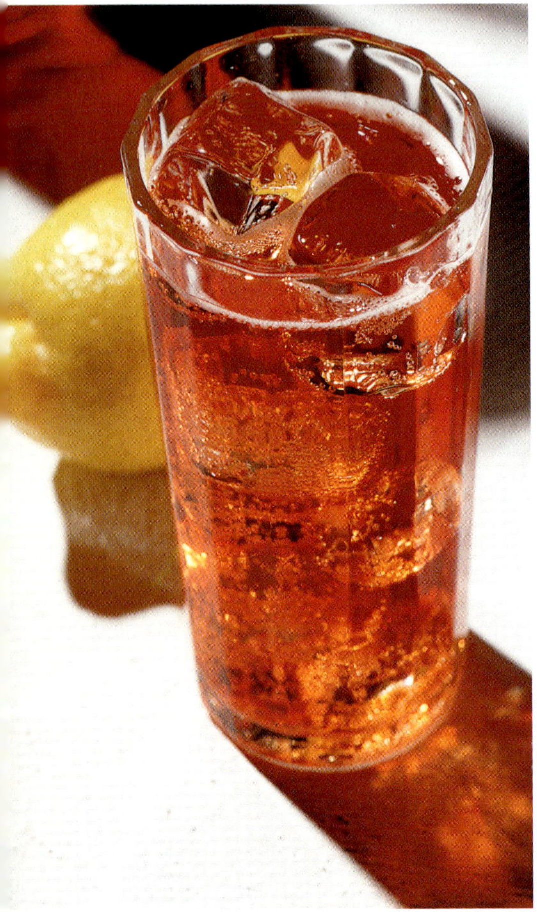

Abb. 16: *Longdrink „East meets West"*

Tee-Buttermilchgetränk „Allgäu"

200 ml	Buttermilch
1 TL	Frusip's Grüntee Zitrone mit Vitamin C
½ TL	Frusip's Zitrone-Limette
evtl. 1 Tabl.	Lightsüß HT

Die Zutaten mischen und gut gekühlt trinken. Eventuell mit einer Scheibe Zitrone oder mit Minzeblättern verzieren.

Longdrink „East meets West"

200 ml	Sprudelwasser
2–4 TL	Campari
1½ TL	Frusip's Grüntee Zitrone mit Vitamin C
2 Tabl.	Lightsüß HT

Alle Zutaten in ein Longdrinkglas geben und verrühren. Eventuell Eis dazugeben und mit einer Zitronenscheibe dekorieren.

Heiße Winterbowle mit Reiswein

750 ml	Wasser
250 ml	Reiswein
5 EL	Frusip's Glühpunsch
3 EL	Frusip's Grüntee Zitrone mit Vitamin C
45 g	Fruchtsüße HT
½	Zimtstange
1	Orange, geschält und filetiert

Alle Zutaten in einen Topf geben, verrühren und erwärmen. Die Winterbowle wird heiß getrunken.
Zur Dekoration eignet sich chinesischer Sternanis (Asienladen) als ganzes Gewürz: Es schwimmt auf der Winterbowle, sieht wunderbar aus und duftet nach Weihnachten.

Grüntee-Cocktail „Himmlische Früchte"

⅓	Grüntee
⅓	Sekt, halbtrocken
⅓	Orangen- oder Grapefruitsaft, frisch gepreßt

Abgekühlten Grüntee zu gleichen Teilen mit Sekt und frischgepreßtem Orangen- oder Grapefruitsaft aufgießen. Dieser Drink wird mit Eiswürfeln serviert. Grüntee-Cocktail ist erfrischend und anregend. Er eignet sich hervorragend als Aperitif.

Süßes in Grün

Grüne Teecreme „Glückswolke"

½ l	Frischmilch
4 TL	grüner Tee
1 TL	Honig oder 2½ TL Ballastsüße HT
4 Blatt	weiße Gelatine oder 4 Meßl. Schweinegelatine
1	Vanilleschote
1 kl. Glas	Orangenlikör (Cointreau, Grand Marnier)
200 g	Sahne

Milch auf etwa 80 °C erhitzen und grünen Tee damit überbrühen, vier Minuten zugedeckt ziehen lassen. Die Teemilch absieben und mit dem Honig oder der Ballastsüße süßen. Die Gelatine ca. fünf Minuten in kaltem Wasser einweichen, ausdrücken und unter Rühren in der heißen Teemilch auflösen, ausgeschabtes Mark der Vanilleschote und Orangenlikör dazugeben und kalt stellen. Sobald die Creme andickt, die steif geschlagene Sahne unterziehen.
Die fertige Creme in Portionsförmchen füllen und mit Fruchtstückchen garnieren. Bis zum Servieren einige Stunden kalt stellen.

Weinschaumcreme „Der grüne Heinrich"

¾ l	Weißwein, trocken
1 Päckchen	Vanillepudding oder
	2 EL Stärkemehl
2 gestr. TL	Agar-Agar
evtl. 2 EL	Honig oder
	1–2 Tabl. Lightsüß HT
1 EL	Frusip's Grüntee
	Saft von 1 Apfelsine,
	frischgepreßt, oder
	2 EL Frusip's Apfelsine
500 g	Sahne, geschlagen

Einen halben Liter des Weins erhitzen, den Rest mit dem Puddingpulver oder dem Stärkemehl und Agar-Agar verrühren. In den heißen Wein geben und aufkochen lassen.
Honig, Frusip's Grüntee und Apfelsinensaft dazugeben und unterrühren. Im Wasserbad unter ständigem Rühren abkühlen lassen, die steif geschlagene Sahne unterziehen. In Portionsschalen füllen und einige Stunden kalt stellen. Mit Himbeeren und Zitronenmelisse garnieren. Für Kinder kann man den Wein durch Apfelsaft ersetzen.

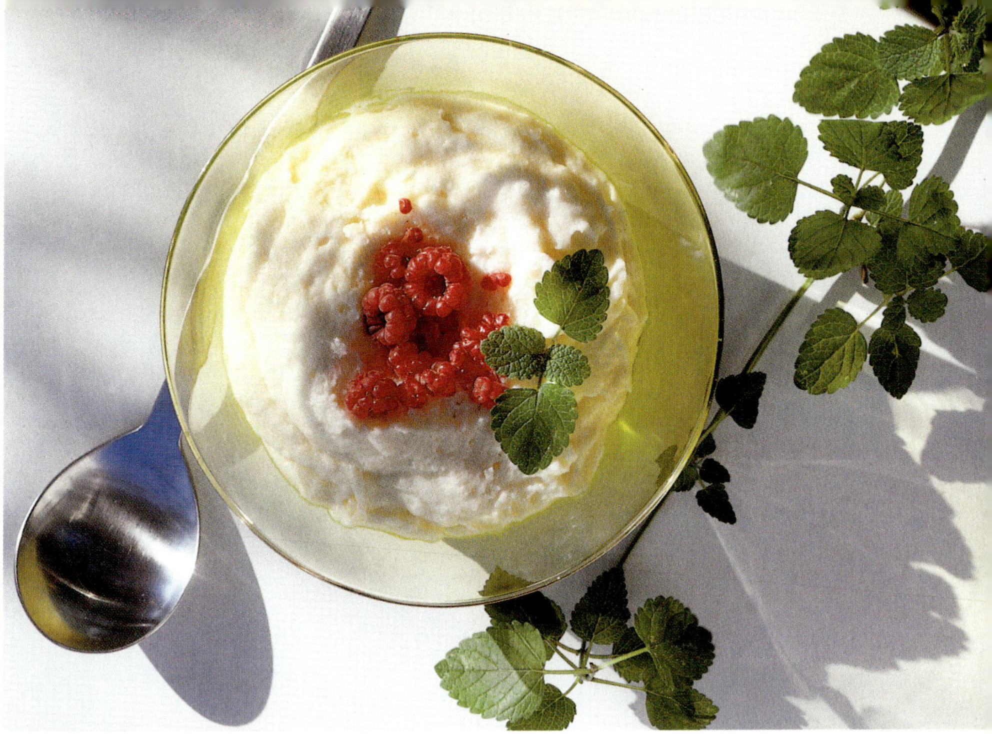

Abb. 17: Weinschaumcreme „Der grüne Heinrich"

Grüntee-Soufflé „Glücksgott"

3 TL	Grünteeblätter oder
	1 EL Frusip's Grüntee
½ l	heißes Wasser
50 g	Butter
80 g	Mehl
4 EL	Honig oder 125 g Fruchtzucker
4	Eigelb
6	Eiweiß
	Butter und etwas Zucker
	für die Form

Drei Teelöffel Grünteeblätter mit dem heißen Wasser angießen, vier Minuten ziehen lassen und absieben oder Frusip's einrühren. Die Butter in einem Topf zerlassen, das Mehl darüberstäuben, einrühren, mit dem heißen Tee auffüllen und unter Rühren kräftig aufkochen lassen. Danach den Honig einrühren und kochen lassen, bis der Honig aufgelöst und die Masse cremig ist. Topf vom Herd nehmen und Eigelb unter die Creme schlagen. Zum Schluß das schnittfest geschlagene Eiweiß vorsichtig unter die Masse heben.
Die Creme in eine ausgebutterte und mit Zucker ausgestreute Souffléform

füllen und im vorgeheizten Ofen ca. 20 Minuten bei 200 °C backen. Nach dem Backen sofort servieren.

Tip: Das Soufflé kann je nach Geschmack mit Vanille oder Orangenlikör abgeschmeckt werden. Für die Zubereitung eines Soufflés benötigt man zwar etwas Erfahrung, doch Frusip's Grüntee vereinfacht die Zubereitung erheblich.

Obstgelee „Jitterbug"

ca. 500 g	gemischtes Obst, z. B. 1 Banane, 1 Apfel, 1 Orange und 1 Birne oder Kiwi-, Ananas-, Mango- und Melonenstückchen oder Erdbeeren, Himbeeren, Johannisbeeren etc.
evtl.	Saft von 1 Zitrone
½ l	Apfelsaft oder 2 EL Frusip's Apfel und ½ l Wasser
4 TL	grüner Tee oder 1 EL Frusip's Grüntee
evtl. 1 Tabl.	Lightsüß HT oder 1 TL Honig oder 1 EL Zucker
8 Blatt	weiße Gelatine oder 8 Meßl. Schweinegelatine

Das Obst putzen und große Früchte in dünne Scheiben schneiden. Den Zitronensaft über Birne, Apfel und Banane träufeln, damit die Früchte nicht braun werden. Den Apfelsaft auf ca. 80 °C erhitzen und den Grüntee damit überbrühen, vier Minuten zugedeckt ziehen lassen und absieben. Wenn Sie Frusip's verwenden, geht die Zubereitung schneller, da diese nicht ziehen müssen. Die Apfelsaftmischung nach Geschmack süßen, wenn Sie saure Früchte wie Johannisbeeren etc. verwenden. Die kalt eingeweichte Gelatine in die heiße Flüssigkeit geben, gut umrühren und abkühlen lassen. Etwas Geleeflüssigkeit in eine Glasschüssel geben und darauf immer abwechselnd Obstscheiben und eine Schicht Flüssigkeit geben, mit Gelee abschließen. Einige Stunden kühl stellen. Geschlagene Sahne oder eine Vanillesauce dazu reichen. Wenn das Obstgelee fest ist, kann man es auf eine kalt abgespülte Platte stürzen, zuvor muß man aber die Form kurz in heißes Wasser tauchen, damit der Rand sich löst. Obstgelee mit grünem Tee ist besonders in den Sommermonaten sehr erfrischend und anregend.

Tip: Nehmen Sie statt Apfelsaft doch einmal Apfelwein.

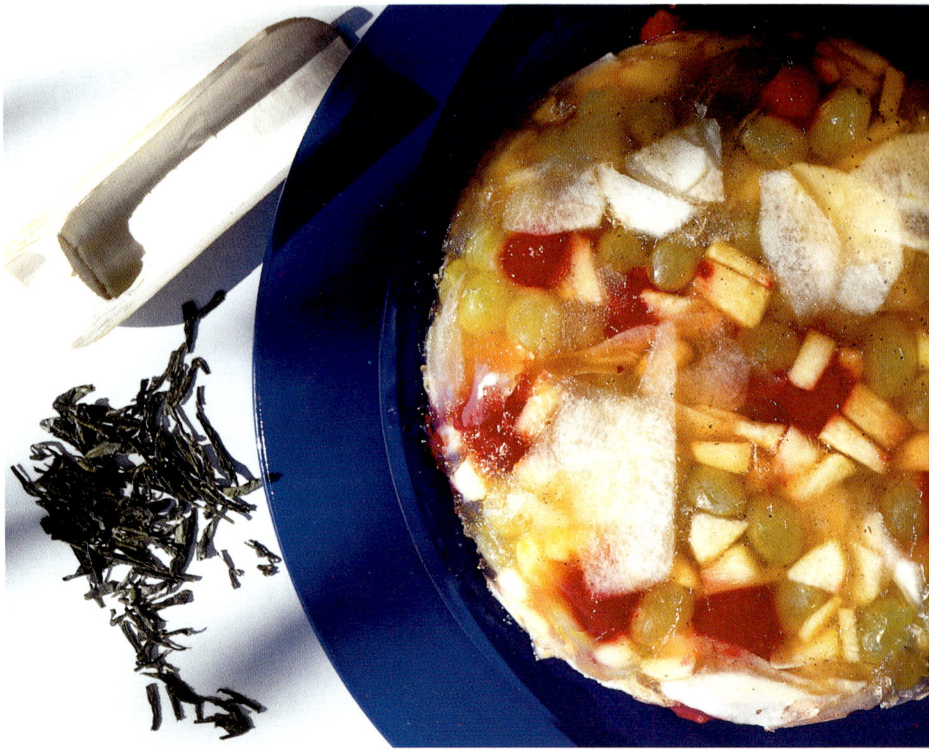

Abb. 18: Obstgelee „Jitterbug"

Grünes Eis

Grüntee-Eis mit Sesam

1 TL	Inulin 90 HT
½ Meßl.	Konjac-Konzentrat HT
150 g	Joghurt
30 g	Schmand
1 EL	Frusip's Zitrone-Limette
1 EL	Frusip's Grüntee
4–5 EL	Fruchtsüße HT
1 EL	Sesamsamen

Inulin und Konjac-Konzentrat trocken miteinander vermischen. Joghurt, Schmand, Frusip's und Fruchtsüße HT mit dem elektrischen Handrührgerät verrühren, dabei die Inulin-Konjac-Mischung einrieseln lassen. Anschließend die Masse in die bereits gestartete Eismaschine füllen und nach Herstellerangaben zubereiten. Den Rand der Eisbecher mit Zitrone bestreichen und in Sesamsamen tauchen. Mit Sesam, Zitronenscheiben oder Minze servieren. Wenn Sie keine Eismaschine besitzen und sich auch keine anschaffen wollen, dann stellen Sie die Mischung einfach für vier Stunden in die Tiefkühltruhe oder das Gefrierfach Ihres Kühlschranks und rühren Sie sie alle halbe Stunde einmal um.

Tee-Buttermilch-Eis

100 g	Sahne
4–6 TL	grüner Tee
2 TL	Ballastsüße HT oder 6–7 Tabl. Lightsüß HT
3–4 TL	Frusip's Grüntee Zitrone mit Vitamin C
400 ml	Buttermilch
1 TL	Konjac-Konzentrat

Sahne auf etwa 80 °C erhitzen und über den Tee gießen, vier Minuten ziehen lassen. Dann die Mischung durch ein Sieb gießen und erkalten lassen. Die kalte Sahne-Tee-Mischung mit der Ballastsüße HT, Frusip's und der Buttermilch verrühren und alles in die Eismaschine geben. Nach dem Einsetzen des Rührens das Konjac-Konzentrat zugeben und nach Herstellerangaben zubereiten.

Tip: Nehmen Sie statt der Buttermilch doch einmal Joghurt, am besten probiotischen und selbstgemacht (siehe Hobbythekbuch „Joghurt, Quark & Käse).

Tee-Sorbet

400 ml	Wasser
4 TL	grüner Tee oder 2 TL Frusip's Grüntee Zitrone mit Vitamin C
2 TL	Ballastsüße HT oder 6–7 Tabl. Lightsüß HT
1–1½ Meßl.	Konjac-Konzentrat

Tee aufbrühen, vier Minuten ziehen lassen, abseihen und abkühlen lassen oder Frusip's in das Wasser rühren. Nach Belieben mit Lightsüß HT oder Ballastsüße HT süßen. Mischung in die Eismaschine geben und starten. Nach Einsetzen des Rührens das Konjac-Konzentrat hinzugeben und nach Herstellerangaben zubereiten. Eine köstliche Erfrischung mit herbsüßem Geschmack, die auch ohne Sahne sehr sahnig schmeckt.

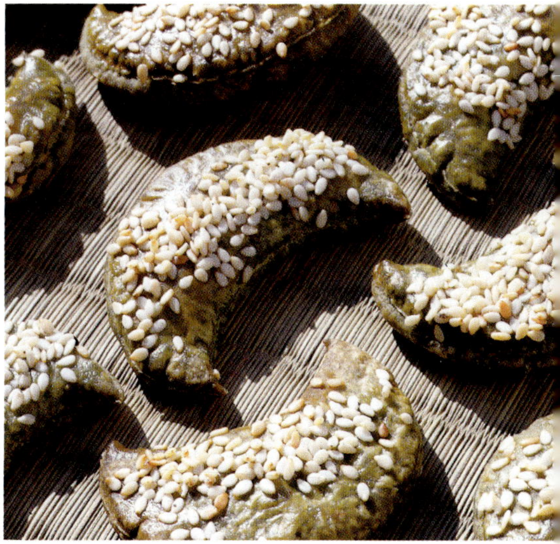

Abb. 19: Grüner Teemond mit Sesam

Kekse und Kuchen

Grüner Teemond mit Sesam

150 g	Weizenmehl
75 g	Butter
1	Ei
1 EL	Sahne oder Crème fraîche
2 TL	Grünteepulver (z. B. Matcha)
1 Prise	Salz
1	Eiweiß zum Bestreichen
	Sesamkörner zum Bestreuen

Aus Mehl, Butter, Ei, Sahne, Grünteepulver und Salz einen Mürbeteig kneten und an einem kühlen Ort 30 Minuten ruhen lassen. Anschließend den Teig messerrückendick ausrollen, kleine Halbmonde ausstechen und mit Eiweiß bestreichen. Danach dünn mit Sesam-

körnern bestreuen und bei 180 °C im Backofen in 20 Minuten hellbraun backen.
Da diese Teekekse keinen Zucker enthalten, schmecken sie besonders gut zu einem Glas Wein oder Sekt.

Quarksahnetorte mit Frusip's Grüntee

Für den Boden:

125 g	Mehl
1 Msp.	Backpulver
1 Msp.	Zimt
80 g	weiche Butter
20 g	Zucker

Alle Zutaten zu einem Knetteig verkneten. Teig ausrollen und damit den Boden einer gefetteten Springform (besser: Man legt auf den Springformboden zuerst ein Stück Backtrennpapier) belegen. Den Tortenboden ca. 15 bis 20 Minuten bei 180 °C backen und auskühlen lassen.

Für den Belag:

12 Blatt	Gelatine
150 g	weiche Butter
175 g	Zucker oder 4 EL Honig oder 4 Tabl. Lightsüß HT
	Saft von 1–2 Zitronen
3–4 TL	Frusip's Grüntee
500 g	Quark
500 g	Sahne
ca. 200 g	Fruchtstücke, z. B. Erdbeeren, Ananas, Mango etc.

Die Gelatine in etwas Wasser oder Obstsaft fünf Minuten quellen lassen und anschließend durch Erwärmen auflösen. Butter mit dem Zucker schaumig rühren und dann nach und nach den Zitronensaft, Frusip's Grüntee, den Quark und die aufgelöste Gelatine zufügen und alles gut miteinander vermischen. Danach wird die steif geschlagene Sahne vorsichtig unter die Quarkmasse gehoben. Auf den ausgekühlten Boden in der Springform etwa die Hälfte der Quarksahne glatt verstreichen, anschließend das gut abgetropfte Obst auf dem Kuchen verteilen. Zum Schluß gibt man die restliche Quarksahne auf das Obst und verteilt die Masse gleichmäßig.

Man kann die Torte auch noch zusätzlich mit kleinen Früchten oder gehackten Pistazien verzieren. Damit die Quarksahne fest wird, sollte die Torte mindestens drei Stunden in den Kühlschrank gestellt werden. Vor dem Servieren löst man die Crememasse mit einem flachen, in heißes Wasser getauchten Messer vom Rand der Springform und hebt die Torte vorsichtig aus der Form.

Herzhaftes mit Grüntee

Ursprünglich waren Reisbrei mit Tee und Religion untrennbar verbunden. Besonders im Zenbuddhismus, wo die Doktrin des Ackerbaus, welche besagt, daß „Ein Tag ohne Arbeit, ein Tag ohne Essen" sein soll, als sehr wichtig gilt, ist die Ernährung schlicht, so daß der Tee-Reisbrei als Kraftspender zu einem im Alltag unabkömmlichen Nahrungsmittel wurde.
Tee-Reisspeisen sind in China eine Zwischenmahlzeit, für die die Reste an Reis in heißem, aber nicht sprudelnd kochendem Oolong- oder grünem Tee aufgekocht werden. Dazu füllt man ein größeres Gefäß zu zwei Dritteln mit Reisresten, gibt gegarte Algen, Fisch oder Huhn hinzu und übergießt alles mit heißem Tee. Guten Appetit!
Für die Experimentierfreudigen unter Ihnen hier zwei Original chinesische Rezepte:

Reisbrei mit Tee
(Für 2 Personen)

2 EL	Teeblätter (grüner Tee oder Oolong-Tee)
	Baumwolltuch, z. B. Windelstoff
8–9 Tassen	Wasser
2 Tassen	Reis, warm oder kalt
2 EL	Salz

Den Tee in das Baumwolltuch einwickeln, Wasser in einen Topf geben, den Tee dazu und erhitzen. Sobald es kocht, den Reis hinzugeben, mit einem Eßlöffel die Reisklumpen verrühren, Salz hinzugeben und zudecken. Nach einmaligem Aufkochen vom Herd nehmen und in ein Gefäß geben. Wenn Sie den Reisbrei mit Rettich, Möhren oder Tang zusammen kochen, bekommt er viele weitere Geschmacksrichtungen. Außerdem können Sie den Tee-Reisbrei noch verfeinern, indem Sie in Sojasauce eingelegtes Gemüse (*jiangcai*) hinzufügen.

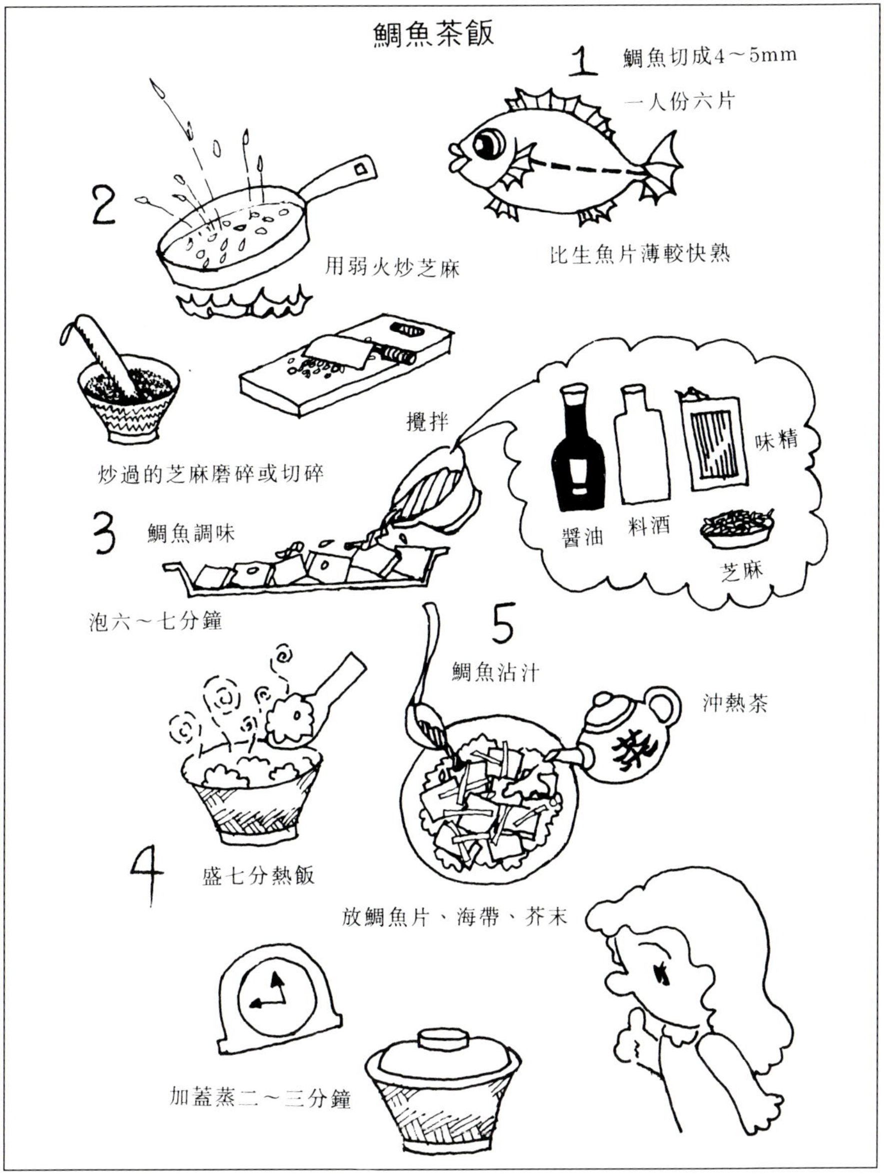
鯛魚茶飯
1
鯛魚切成4～5mm
一人份六片
比生魚片薄較快熟
2
用弱火炒芝麻
炒過的芝麻磨碎或切碎
攪拌
味精
醬油
料酒
芝麻
3
鯛魚調味
泡六～七分鐘
5
鯛魚沾汁
沖熱茶
4
盛七分熱飯
放鯛魚片、海帶、芥末
加蓋蒸二～三分鐘

Abb. 20: Das Goldbrassen-Tee-Reisgericht. Hier die Original-Rezeptbeschreibung aus einem beliebten chinesischen Kochbuch.

Das Goldbrassen-Tee-Reisgericht

(Für 4 Personen)

200 g	Goldbrassenfilet (Meerbrasse)
3 EL	weißer Sesam (strahlsamiger Sesam – *Sesamum indicum*)
$\frac{1}{3}$ Tasse	Sojasauce
2 EL	Reiswein
250 g	Reis, gekocht
2 Platten	gepreßter Seetang, z. B. Kombu
	etwas Senf
$\frac{1}{2}$ l	grüner Tee

Pro Person sechs dünne Scheiben rohen Fisch vorbereiten (1). Den weißen Sesam mit klarem Wasser abspülen, bei kleiner Flamme anrösten und zermahlen. Die Sojasauce und den Reiswein hinzugeben und mit dem Sesam verrühren (2). Dann darin die Fischscheiben für sechs bis sieben Minuten leicht anbraten und anschließend in feine Streifen schneiden (3).

Den frisch gekochten und noch warmen Reis in eine Schale füllen, bis diese zu zwei Drittel gefüllt ist, den Fisch darauf drapieren und mit der Sauce übergießen (4). Nun den Seetang im Senf verteilen und zugeben. Den heißen Tee hinzugießen, abdecken und nach zwei bis drei Minuten alles genießen (5).

Variation: Außer Goldbrasse können Sie auch das weiße Fleisch der Scholle oder das rote des Thunfischs verwenden.

Grünes Omelett
(Für 1 Person)

1	Ei
3 EL	Milch
1 Msp.	Grünteepulver (z. B. Matcha)
1 Prise	Salz
1 TL	Mehl
	Schnittlauchröllchen

Ei, Milch, Teepulver, Salz und Mehl mit dem Schneebesen gut verschlagen. Dann in einer beschichteten Pfanne einen Eßlöffel Pflanzenöl, zum Beispiel Olivenöl, erhitzen und die Eiermasse hineingeben. Das Omelett bei schwacher Hitze ca. fünf Minuten backen, bis die Masse gestockt ist (nicht umdrehen). Das Omelett von der Pfanne lösen und vorsichtig auf einen vorgewärmten Teller gleiten lassen, aufrollen, mit Schnittlauch bestreuen und sofort servieren.
Variation: Für ein **gefülltes Omelett** das Omelett mit gekochtem oder gedünstetem Gemüse – Spargelspitzen, Spinat, Erbsen, Tomatenscheiben – belegen und aufrollen. Nach Belieben mit geriebenem Käse und Schnittlauch bestreuen. Das Omelett kann auch mit gedämpften Pilzen belegt, aufgerollt und mit gehackter Petersilie bestreut werden.

Eine süße Variation erhalten Sie, wenn Sie das Omelett mit Konfitüre oder frischen Beeren belegen, aufrollen und mit Zucker oder Honig süßen.

Und zum Schluß: Das Teekissen
Eine gute Methode, die täglich anfallenden Reste der Teeblätter weiter zu nutzen, besteht darin, diese sonnengetrocknet als duftende Kissenfüllung einzusetzen. Ein Teekissen schenkt einen angenehmen Schlaf.

Grüntee-Kosmetik

Tagescreme „Schönheit des Ostens“ für trockene Haut

Fettphase:

12 g	Emulsan (Emulgator)
10 g	Sheabutter
60 ml	Macadamianußöl
10 ml	Nachtkerzenöl

Die Zutaten in ein feuerfestes Glas füllen und auf 70 °C (nicht darüber!) erhitzen, bis alles geschmolzen ist. Sie können die Fettphase auch in einem Marmeladenglas schmelzen, dann aber nicht direkt auf der Herdplatte, sondern im Wasserbad. Von dieser Fettphase brauchen Sie für die Tagescreme 20 Gramm, den Rest in ein gut schließendes Schraubglas geben und im Kühlschrank aufbewahren. So hält sie sich ca. ein Jahr.

Wasserphase:

30 ml	Wasser
1 Msp.	Grünteepulver

Wasser in einem zweiten feuerfesten Glas auf 70 °C erhitzen, das Teepulver einrühren.
Wenn die Fett- und Wasserphase die gleiche Temperatur haben, das Wasser langsam in die 20 Gramm Fettphase einrühren (nie umgekehrt!). Dann die Emulsion in ein kaltes Wasserbad stellen und die unten aufgeführten Wirkstoffe (Sie können zwischen a) und b) wählen) bei ca. 35 °C in der angegebenen Reihenfolge einrühren.

Wirkstoffe:

a)	15 Tr.	Aloe vera 10fach
	1 Meßl.	Sanddornöl
	20 Tr.	Vitamin-E-Acetat
	5 Tr.	Paraben K (Konservierungsstoff)
b)	1 Meßl.	Da Zao
	½ Meßl.	Zi Cao
	½ Meßl.	Glycerin
	20 Tr.	Vitamin-E-Acetat
	5 Tr.	Paraben K (Konservierungsstoff)

Bei Da Zao handelt es sich um einen wäßrigen Heißauszug aus getrockneten chinesischen Datteln, der feuchtigkeitsspendend wirkt und die Widerstandsfähigkeit der Haut stärkt. Zi Cao wird durch die schonende Extraktion von Steinsamenwurzeln gewonnen und wegen seiner hautpflegenden Eigenschaften besonders bei Pflegeprodukten für empfindliche Haut eingesetzt.
Messen Sie den pH-Wert des fertigen Produkts mit einem Indikator (Lackmuspapier) und stellen Sie diesen tropfenweise mit Zitronensäure oder Kalweg auf einen pH-Wert von 5,5 bis 7 ein. Dies entspricht dem Säureschutzmantel unserer Haut.
Die Tagescreme „Schönheit des Ostens“ lichtgeschützt aufbewahren, sie ist etwa drei Monate haltbar.

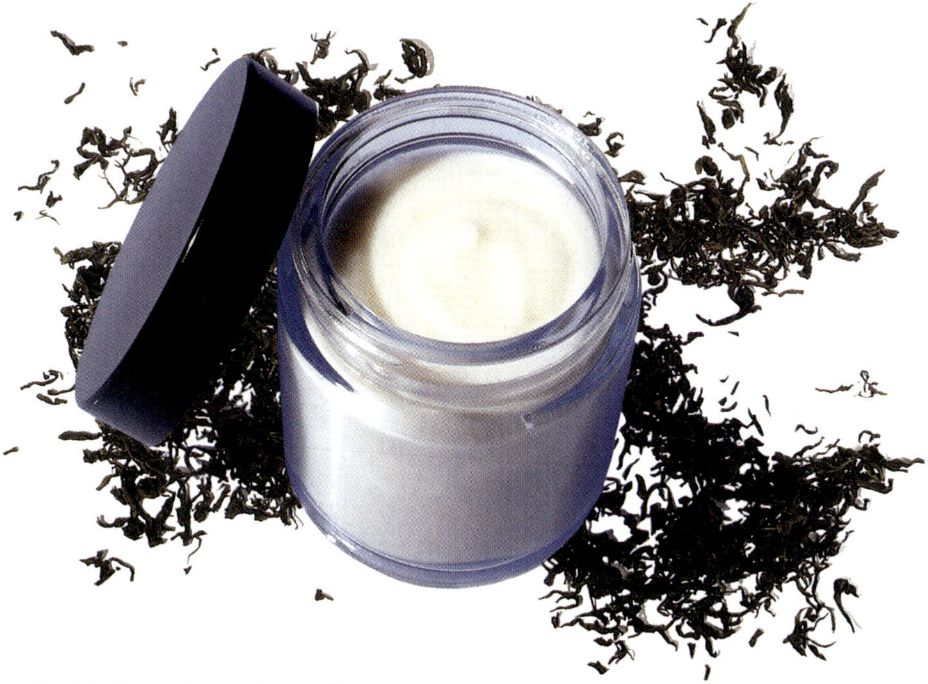

Abb. 21: Tagescreme „Schönheit des Ostens" für trockene Haut

Bodylotion „Green Power"

Fettphase:	
20 g	Tegomuls (Emulgator)
8 g	Sheabutter
80 g	Mandel- oder Aprikosenkernöl
Wasserphase:	
160 ml	Wasser
5 Msp.	Grünteepulver
Wirkstoffe:	
a) 6 ml	Algenöl
6 ml	Glycerin
½ Meßl.	Vitamin-E-Acetat
20 Tr.	Paraben K (Konservierungsstoff)

Algenöl ist ein Extrakt aus der Braunalge *Fucus vesiculosus* (Blasentang), aufbereitet in einem fetten Öl, meist Sojaöl.

b) 6 ml	Da Zao
6 ml	Glycerin
½ Meßl.	Vitamin-E-Acetat
20 Tr.	Paraben K (Konservierungsstoff)

Herstellung wie bei Tagescreme „Schönheit des Ostens" für trockene Haut auf *Seite 44* beschrieben. Vermischen Sie 40 Gramm der Fettphase mit 160 Millilitern der Wasserphase. Auch hier können Sie wieder zwischen den Wirkstoffkombinationen a) und b) wählen.

Die Bodylotion läßt sich leicht, je nachdem wie schnell sie einziehen soll, mit mehr oder weniger Wasser fester oder flüssiger gestalten. Sie bekommt durch das Algenöl einen natürlichen dezenten Meeresduft, der sehr angenehm ist.

Grüntee-Gesichtswasser „Die schöne Lau" für unreine Haut

500 ml	Wasser
3–4 TL	grüner Tee
1 Meßl.	Kalweg
2–5 Tr.	Teebaumöl
2 Meßl.	LV 41 (Lösungsvermittler)

Das ca. 80 °C heiße Wasser mit dem grünen Tee aufgießen und fünf Minuten ziehen lassen. Dann Kalweg zufügen und abseihen. Wenn der Tee auf ca. 30 °C abgekühlt ist, 100 Milliliter abmessen und mit dem Teebaumöl sowie LV 41 mischen. Der Rest des Aufgusses läßt sich gut für ein Vollbad, für Kompressen und Gesichtsdampfbäder verwenden. Da das Gesichtswasser keine Konservierungsstoffe enthält, ist es nur begrenzt haltbar.

Haarspülung für fettige Haare
Grünen Tee wie gewohnt zubereiten und auf etwa 30 °C abkühlen lassen. Nach der Haarwäsche die Haare damit spülen.

芝草

Shiitake: Geheimnisvolle Götterspeise

Pilze sind keine Pflanzen

So erstaunlich es klingen mag: Pilze sind keine Pflanzen. Die moderne Biologie ordnet die Pilze neben der Pflanzen- und Tierwelt in ein eigenes Reich der Lebewesen ein. Der wichtigste Grund für diese Abgrenzung der Pilze ist die Tatsache, daß Pilze kein Blattgrün produzieren und damit auch keine Photosynthese betreiben (siehe *Seite 48*). Sie ernähren sich wie Tiere von totem organischen Material, dazu geben sie Verdauungsstoffe an ihre Umgebung ab, die die Nährstoffe verfügbar machen. Auch die Zellwände der Pilze ähneln mehr tierischen als pflanzlichen: Während die Hauptbestandteile der Pflanzenzellwand Zellstoffe sind, bestehen die Zellwände der meisten Pilze aus Chitin, aus dem auch die Körperhülle von Krebsen, Spinnen und Insekten aufgebaut ist.

Die Heilkraft der Pilze

Über die Heilwirkungen vieler Pilze besteht in Europa noch mancherlei Unklarheit. Texte aus China belegen die medizinische Verwendung von Pilzen bis zu den Ursprüngen der schriftlichen Überlieferungen. Sie wurden benutzt, um den Menschen Langlebigkeit zu verschaffen, wobei die Grenzen zwischen den schamanischen Rauschwirkungen und der Nutzung von Pilzen als lebensverlängerndes Heilmittel wohl fließend gewesen sind. Auch die moderne Wissenschaft und Medizin in Ostasien ist an der Heilkraft der Pilze besonders interessiert. Die alten Erfahrungen der Volksmedizin werden neu ausgewertet und wissenschaftlich untersucht. Die Ergebnisse sind offensichtlich gut, denn ihre Umsetzung in die industrielle Herstellung von Medikamenten läßt meist nicht lange auf sich warten. Zur Zeit wird in Japan der Umsatz von Medikamenten aus Großpilzen auf jährlich 770 Millionen Dollar geschätzt. Der Shiitake (*Lentinula edodes*) spielt dabei eine große Rolle. Auch in China, Taiwan und Korea werden Heilmittel produziert, die aus Großpilzen gewonnen werden. Prof. Dr. Jan I. Lelley, Botaniker an der Universität Bonn und Leiter einer Versuchsanstalt für Pilzanbau in Krefeld, fordert in seinem Buch „Die Heilkraft der Pilze“ dazu auf, die Heilbehandlung mit Pilzen endlich auch in Deutschland ernst zu nehmen: „Die Wirkung mancher Pilzinhaltsstoffe ist, den Berichten chinesischer Wissenschaftler zufolge, beeindruckend. Das Ziel der traditionellen chinesischen Heilkunde besteht in der Unterstützung und Förderung der positiven Faktoren des Patienten und der Stärkung seiner körpereigenen Abwehrkräfte, um Krankheiten vorzubeugen. Von diesem Grundprinzip wird auch die Erforschung und Erprobung neuer Antitumor-Drogen geleitet. Gesucht werden sogenannte Biological Response Modifiers (BRM) – Substanzen, die die positiven Faktoren fördern und die negativen Faktoren des menschlichen Körpers entfernen. Solche sind Interferon, Interleukin-2, Lentinan u. a., die aus Großpilzen wie Shiitake und dem Glänzenden Lackporling gewonnen werden. Der Einsatz der BRM's ist neben der Chirurgie sowie der Chemo- und Strahlentherapie inzwischen zur vierten Säule der klassischen Krebsbehandlung geworden. Wir gehen davon aus, daß die Wertschätzung der Großpilze aus der Sicht der Heilkunde auch in Deutschland deutlich steigen wird."

Das ist im Moment leider noch nicht so. In Deutschland haben nur wenige Pharmaunternehmen Inhaltsstoffe der Großpilze in ihre Rohstoffpalette aufgenommen. Das hat oft den einfachen Grund, daß die wirksamen Pilzbestandteile bereits von asiatischen Wissenschaftlern beschrieben wurden und dadurch nicht mehr patentfähig sind. Das macht sie für die Unternehmer uninteressant, und die Verbraucher müssen auf die Stoffe verzichten. Glücklicherweise bleibt uns die Möglichkeit, die gesunden Pilze so zu essen, wie sie die Natur uns anbietet: als ganzen Pilz. Wahrscheinlich ist das sowieso der beste Weg, in den Genuß der heilenden Wirkstoffe zu kommen.

Der berühmteste heilende Pilz ist zweifelsohne ein Schimmelpilz mit wissenschaftlichem Namen *Penicillum notatum*. Er wurde als Medikament unter dem Namen Penicillin weltberühmt und schenkte mit seinem Stoffwechselprodukt, dem ersten Antibiotikum, Millionen Menschen ein längeres Leben. Doch sind die westlichen Pilzanwendungen gering gegen die Praxis in Ostasien.
Das chinesische Wort „chih" bedeutet unter anderem „zauberwirkendes Kraut", wird aber auch mit „Götterpilz", „Geisterpilz" oder „Wunderpilz" übersetzt. Alle diese Übersetzungen deuten auf eine lebensverlängernde Wirkung hin.

Shiitake – Delikatesse und Heilmittel seit 2000 Jahren

Der Shiitake ist neben dem Kulturchampignon und dem Austernpilz der meistangebaute Pilz der Welt. Seitdem seine heilenden Wirkungen vor einigen Jahren auch von europäischen und nordamerikanischen Wissenschaftlern bestätigt wurden, nimmt die Shiitake-Zucht weltweit zu, zumal auch der würzige Geschmack begeistert. Doch noch liegt der geschmacklich uninteressantere und weitaus weniger wirkkräftige Champignon mit 1,5 Millionen verkaufter Tonnen in der Weltproduktion deutlich vorne, gefolgt vom Austernpilz mit einer Million Tonnen verkaufter Exemplare. Der Shiitake folgt auf Platz 3 mit immerhin 620 000 Tonnen.

Der Ursprung der Nutzung des Shiitake durch den Menschen ist dunkel. Die ersten Zeugnisse stammen aus der Zeit um Christi

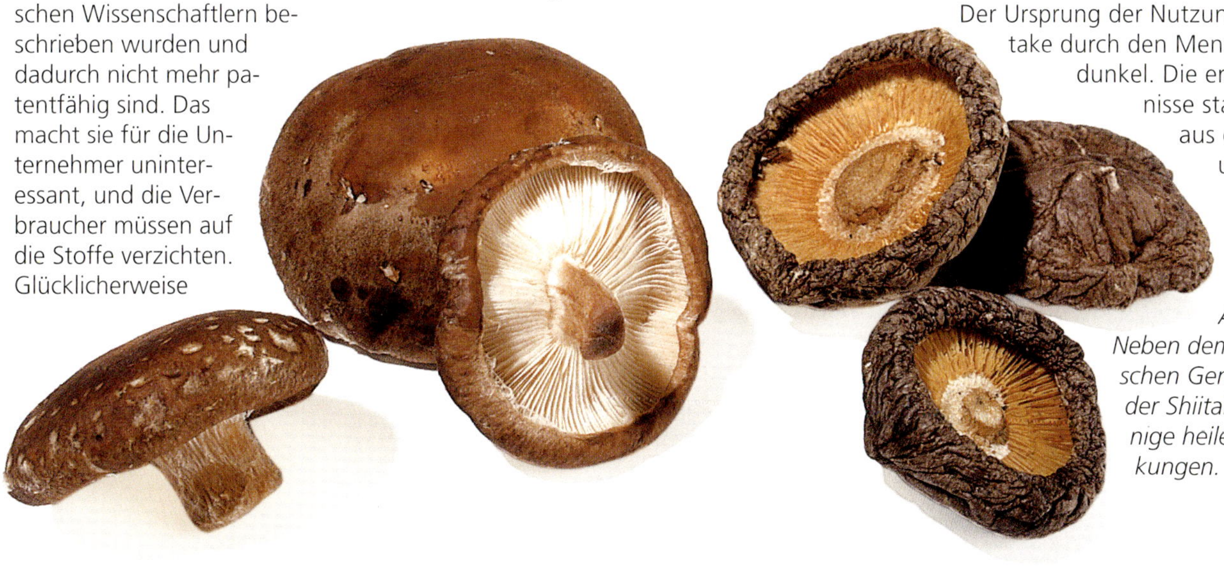

Abb. 1: Neben dem kulinarischen Genuß bietet der Shiitake auch einige heilende Wirkungen.

Geburt. Damals legten die chinesischen Bauern eingekerbte Hölzer von Eichen und Buchen aus und warteten geduldig, bis diese von Pilzsporen besiedelt wurden. Eine mühsame Methode, die nicht immer erfolgreich war. Von einem echten Pilzanbau im modernen Sinne kann man eigentlich erst sprechen, seitdem man das Pilzgeflecht, das Mycel, züchten kann. So gelingt es den Shiitakezüchtern seit Beginn unseres Jahrhunderts zuverlässig Hölzer nach Wunsch zu impfen. In Japan ist daraus eine Großindustrie geworden, die jährlich etwa 300 000 Tonnen Shiitake produziert. Der beliebte Speisepilz gehört in Ostasien wie Reis zum Grundvorrat in jedem Haushalt.

Seit den siebziger Jahren interessieren sich auch die Menschen in den USA und Europa für den Pilz aus Fernost. Auch in Deutschland ist getrockneter Shiitake inzwischen in jedem Supermarkt erhältlich. Die getrockneten Pilze haben ein noch stärkeres Aroma als die frischen und werden deshalb in den Ursprungsländern China und Japan von vielen Menschen als Würzpilz sogar bevorzugt. Doch für den europäischen Feinschmecker geht nichts über frische Shiitake. Der Geschmack des frischen Shiitake ist derart einzigartig, daß man ihn aus jeder Speise herausschmecken kann, wenn man ihn einmal kennengelernt hat. Er macht das Salzen überflüssig und regt die Magensäfte sowie die Darmtätigkeit an. Nach langer Anlaufzeit wird er inzwischen auch in Deutschland angebaut und ist frisch erhältlich. Die beste Quelle ist natürlich der eigene Garten (siehe *Seite 49 ff.*).

Power-Pilz Shiitake

Aus der Ming-Dynastie (1368–1644) sind uns die ersten Aufzeichnungen über heilende Wirkungen des Shiitake erhalten, sie sprechen von dem Pilz als „Lebenselixier" und „Blutaktivator". Dem Arzt Wu Shui war aufgefallen, daß regelmäßiger Shiitake-Genuß die Widerstandskraft gegen Krankheiten erhöht, bei Kreislauferkrankungen eine Besserung herbeiführt und allgemein kräftigend und belebend wirkt. Inzwischen sind die Inhaltsstoffe und medizinischen Wirkungen vom Shiitake sehr gut untersucht. Die „Götterspeise" ist ein echtes Kraftpaket. Dabei haben sechs Pfund Pilze nur 1000 kcal. Dieser Umstand macht sie auch für Menschen interessant, die ihr Gewicht reduzieren müssen, denn der Pilz bereichert zudem den Speiseplan durch seinen würzigen Geschmack, der leicht an Knoblauch erinnert.

In der Trockenmasse hat der Shiitake noch 18 bis 24 Prozent Eiweiß, sind die Pilze einmal gewässert, liegt der Eiweißgehalt nur noch bei einem Zehntel der Trockenmasse, also bei etwa zwei Prozent. Pilze sind eine geschmacksreiche Kohlenhydratquelle und Träger zahlreicher Gesundheitsstoffe. Da die Pilze im Gegensatz zu den Gemüsen keine Photosynthese betreiben, d.h. nicht aus Licht Stärke und Zucker produzieren, enthalten sie keine Glucose, sondern Zuckeraustauschstoffe, die auch für Diabetiker geeignet sind: Der hohe Gehalt an dem Austauschstoff Mannit macht Pilze zu einem idealen Diabetikeressen. Die vielen Zellstoffe im Pilz lassen ihn bissig erscheinen und vermitteln ein Gefühl der Sättigung, besonders die Hemicellulose verkürzt als Ballaststoff die Verweildauer der Nahrung im Darm. Personen mit Verdauungsproblemen können mit dem unlöslichen Chitin aus den Zellwänden allerdings Schwierigkeiten bekommen. Doch wenn die Pilze gut zerkleinert sind, wird auch das Chitin bekömmlicher.

Weiterhin enthält der Shiitake reichlich Kalium, das den Zellstoffwechsel unterstützt, und Zink, ein wichtiges Element für das Immunsystem. Darüber hinaus findet sich im Shiitake viel Vitamin B_1 und B_2, die wichtige Aufgaben im Stoffwechsel übernehmen: das Vitamin B_1 für Nerven und Herz und das Vitamin B_2 für Wachstum und Abwehrkräfte. Der Pilz enthält außerdem Ergosterin, die Vorstufe des Vitamin D_2. Bereits der Verzehr von vier bis fünf Shiitake-Pilzen reicht aus, um den täglichen Bedarf eines Erwachsenen an Vitamin D_2 zu decken. Dieser Inhaltsstoff des Shiitake ist besonders wertvoll für Vegetarier, die durch ihre Ernährung häufig unter Vitamin-D_2-Mangel leiden.

Altes Wissen und neue Forschung

Die Traditionelle Chinesische Medizin setzt den Shiitake bei Erkältungen, Schwächezuständen, Magenverstimmungen, Allergien und allgemein zur Verlangsamung von Alterungsprozessen ein. Als vorbeugende Maßnahme gegen Altersbeschwerden wird der Shiitake auch von den Wissenschaftlern der Chinesischen Akademie der Medizinischen Wissenschaften in Peking empfohlen und bei der Landbevölkerung propagiert. Amerikanische und chinesische Wissenschaftler bestätigen unabhängig voneinander die starke Schutzwirkung gegen Grippe. Mehrere klinische Studien weisen die blutfettsenkende Wirkung von Shiitake-Extrakten nach. Seit den siebziger Jahren wird auch die krebshemmende Wirkung intensiv erforscht. Wissenschaftler konnten zeigen, daß Lentinan, ein Kohlenhydrat des Shiitake, die Bildung von Interferon und Interleukin anregt und so die Selbstheilungskräfte des Körpers unterstützt. Lentinan ist in Japan bereits als Medikament für die Behandlung von Magenkrebs zugelassen. 1992 wurde in den USA ein Patent angemeldet, das Lentinan als aktive Substanz in medizinischen Hautcremes beschreibt. Darüber hinaus gibt es Berichte über positive Erfahrungen des Shiitake bei Gelenkentzündungen und Rheuma.

Die gesundheitlichen Wirkungen des Shiitake werden nur noch von der Heilkraft eines anderen Pilzes mit dem klassischen Pilznamen „Glänzender Lackporling" übertroffen. Dieser Pilz ist in Ostasien unbestritten die Nummer 1 der Heilpilze. Allerdings ist dieser Pilz bereits als junge Pflanze so hart wie Holz und damit praktisch ungenießbar. Wer trotzdem in den Genuß seiner Heilwirkung kommen möchte, der kann diesen Pilz wie Shiitake im eigenen Garten ziehen, ernten, trocknen und dann fein mahlen. Als Pulver in Tees, Suppen oder in etwas Honig kann man ihn problemlos zu sich nehmen. Eine Dosis von bis zu drei Gramm am Tag hat sich bewährt. Aber der Geschmack und die vielfältigen kulinarischen Möglichkeiten, die der Shiitake bei ähnlicher Heilkraft aufweist, sind damit natürlich nicht erreicht.

Frischer Shiitake für den Hobbygärtner und Pilzliebhaber

Wer jetzt neugierig geworden ist, der kann Shiitake auch im eigenen Garten anbauen. Sie brauchen zur Selbstzucht in erster Linie viel Geduld, denn bis zur ersten Ernte vergeht mindestens ein Jahr. Die Stäbchenbrut können Sie bei unseren Bezugsadressen bestellen (siehe *Seite 93 ff.*), um das richtige Holz müssen Sie sich selber kümmern!

Das Holz vorbereiten

Für die Shiitake-Pilzzucht brauchen Sie für eine Stäbchenpackung mit 16 Stäbchen ein bis zwei Rundhölzer, etwa ein Meter lang mit einem Durchmesser von 10 bis 25 Zentimetern. Geeignet sind nur Buche, Eiche, Birke und Erle. Das Holz muß gesund sein, d.h. frei von anderen Pilzen und Schimmelbefall. Es sollte seit etwa drei bis sechs Monaten geschlagen sein und noch eine gewisse Feuchtigkeit besitzen. Am besten eignet sich Holz, das im Winter geschlagen wurde, in der Ruhephase des Holzes. Ist das Holz schon zu trocken, muß es gewässert werden. Man kann es dazu zwei bis drei Tage in einen mit Wasser gefüllten Behälter legen, zum Beispiel einen Zementbottich, oder ein paar Tage dem Regen aussetzen. Die besten Hölzer bekommen Sie beim nächsten Forstamt oder bei den Grünflächenämtern in den Städten.

Bohren Sie mit einem 8,5-Millimeter-Bohrer rund um den Stamm verteilt ca. 55 bis 60 Millimeter tiefe Löcher. Tiefe und Breite der Löcher sollten sehr exakt sein, damit die Stäbchenbrut auch von Anfang an einen guten Kontakt zum Holz hat. Das können Sie mit einem vorbereiteten Holzstab dieser Länge und Dicke prüfen.

Beimpfen

Im Umgang mit der Stäbchenbrut muß man sehr sauber arbeiten. Stäbchen aus der Verpackung nehmen und für etwa eine Minute in sauberes lauwarmes Wasser legen. Sollten die Stäbchen durch das Pilzmycel zusammengewachsen sein, muß man sie vorsichtig mit sehr sauberen Händen trennen.

Stecken Sie nun in jedes Loch ein Stäbchen und schieben Sie es ganz ins Holz.

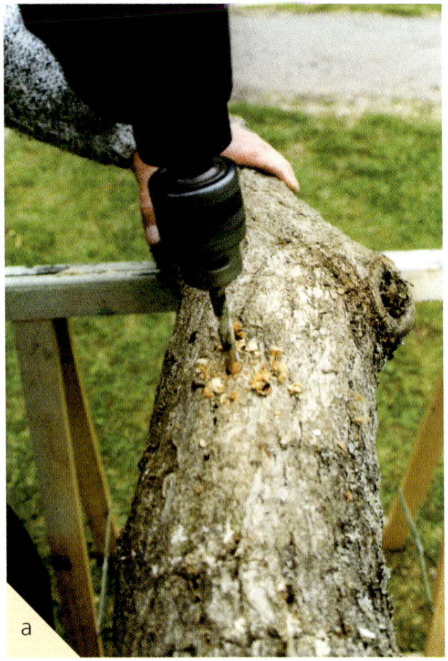

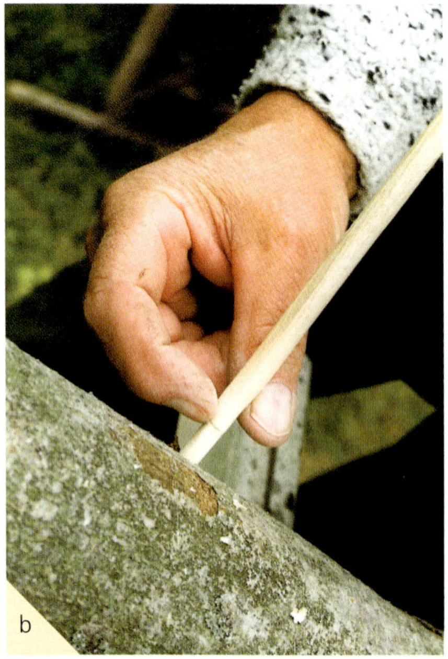

Abb. 2a–e: Shiitake-Anzucht: (a) Bohren Sie rund um den Baumstamm verteilt Löcher. (b) Mit einem vorbereiteten Holzstäbchen können Sie den Durchmesser und die Tiefe kontrollieren. (c) Die Stäbchen etwa eine Minute in lauwarmes Wasser legen. (d) Dann in jedes Loch ein Stäbchen schieben. (e) Anschließend mit einem Korken verschließen.

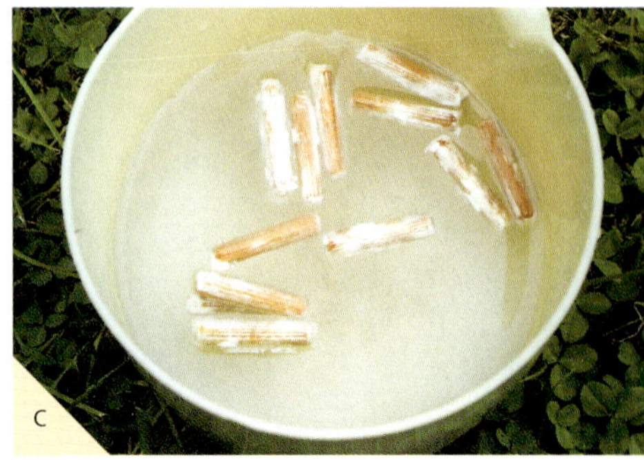

Eventuell müssen Sie mit dem Hammer nachhelfen. Die Stäbchen müssen nun vor dem Herausfallen und vor Schmutz gut geschützt werden. Bewährt haben sich dafür ausgediente Korken. Sie sind leichter zu verarbeiten, wenn sie kurz vorbehandelt werden: Dazu die Korken in Wasser erhitzen und einige Minuten leise köcheln lassen. Das desinfiziert und macht die Korkenmasse weicher. Danach kann man die Korken passend ausschneiden und mit dem Hammer in die Löcher treiben. Mit einem scharfen Messer werden dann die überstehenden Korken abgeschnitten. Die Löcher lassen sich auch mit Folie, Klebestreifen oder auch Lehm abdichten.

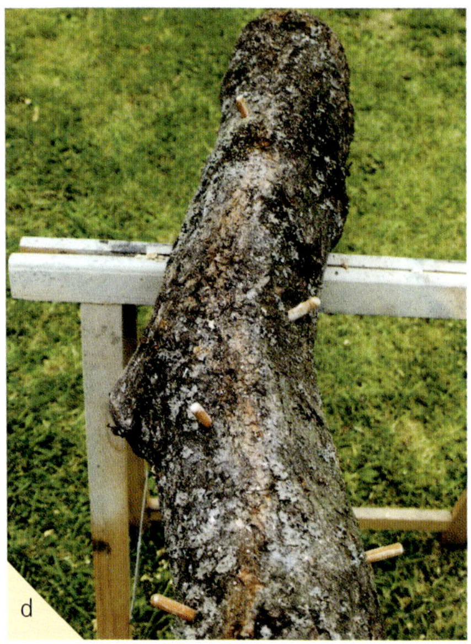

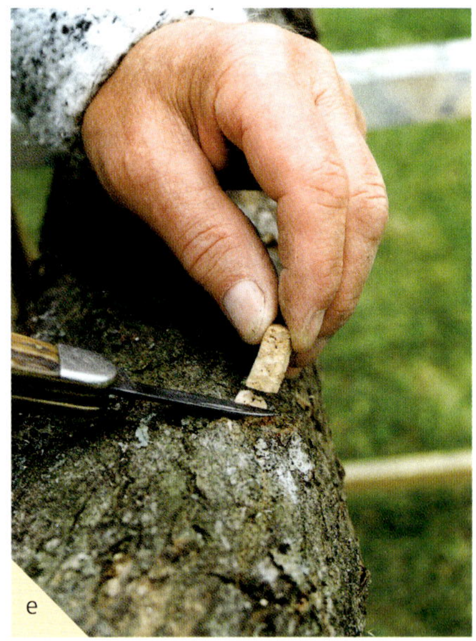

Für die Anwachsphase sollten die Baumstämme feucht und schattig gelagert werden. Die optimalen Temperaturen liegen bei 15 bis 25 °C. Das sind die besten Wachstumsbedingungen für die Pilze. Liegen die Temperaturen niedriger, verzögert sich die Anwachsphase beträchtlich. Sobald jedoch das Pilzmycel ins Holz eingedrungen ist, was bei einer Durchschnittstemperatur von 20 °C nach etwa sechs Wochen der Fall ist, schadet selbst Frost nicht mehr. Die ideale Impfzeit ist der Frühling (April, Mai). Sollten die Temperaturen im Garten oder auf dem Balkon für die Anwachsphase zu niedrig sein, kann man die Stämme in einem Kunststoffbeutel in den Keller legen. Bei einer solchen Raumlagerung muß ein leichter Luftaustausch gewährleistet sein, zum Beispiel, indem Sie die Beutel nicht schließen und die Fenster auf Kipp stellen. Man kann die Stämme auch mit Säcken, Reisig oder Laub abdecken. In diesem Falle müssen sie jedoch von Zeit zu Zeit befeuchtet werden.
Je nach Temperatur und Holzart durchwächst das Mycel das Holz in etwa 6 bis 24 Monaten. Es erscheint dann als kleine braune Knötchen auf der Rinde. Bis zur vollen Größe brauchen die Shiitake-Pilze dann noch etwa zehn Tage.

Ernte

Für die Erntephase werden die Holzstämme hochgestellt, damit die Fruchtkörper auch ungehindert an jeder Stelle des Holzes herauswachsen können. Die erforderliche Temperatur für die Fruchtkörperbildung liegt bei 10 bis 25 °C. Günstig ist eine hohe Luftfeuchtigkeit von etwa 80 Prozent.
Wenn die Fruchtbildung sich nicht oder nur zögerlich einstellt, kann man die Reifung beschleunigen, indem man die Stämme 24 Stunden in kaltes Wasser taucht. Achten Sie dabei darauf, daß Sie nur Stämme tauchen, die gut durchwachsen sind, und nicht länger als 24 Stunden wässern, sonst könnte das empfindliche Mycel abgetötet werden.
Danach wird das Holz drei- bis viermal auf festem Grund kräftig aufgeschlagen. Vorsicht: Es soll dabei natürlich nicht auseinanderbrechen. Nach dieser Behandlung, schön feucht gehalten und bei etwa 20 °C Temperatur, erscheinen die Pilze etwa 14 Tage später. Sollte diese erste Tauchaktion erfolglos bleiben, so muß das Holz mindestens zwölf Wochen ruhen, dann kann das Ganze wiederholt werden.

Die Pilze wachsen nicht gleichmäßig nach, sondern in Wellen. Zwischen den einzelnen Erntewellen können Pausen von bis zu vier Monaten eintreten. Der Gesamtertrag eines Stammes liegt bei etwa 20 Prozent des Holzgewichts. Die Stämme tragen vier bis sechs Jahre, dann sind die Nährstoffe erschöpft.
Wer seine Shiitake-Ernte für einen längeren Zeitraum sichern will, für den empfiehlt es sich, regelmäßig im Frühjahr und Herbst nachzuimpfen.

Und nun: Guten Appetit! – Shiitake-Rezepte

Lauch-Suppe „Grün und Schwarz“

(Für 4 Personen)

15 g	getr. oder 150 g frische Shiitake-Pilze
400 g	Lauch
30 g	Butter
2 EL	Weizenmehl
700 ml	Fleisch- oder Gemüsebrühe
200 g	Sahne
	Salz, Pfeffer, Muskat nach Geschmack
	gehackte Petersilie

Getrocknete Shiitake-Pilze waschen und ca. zwei Stunden einweichen. Den Lauch putzen, waschen und in feine Streifen schneiden. Die Butter in einem Topf schmelzen lassen, den Lauch dazugeben und ca. zehn Minuten bei mittlerer Hitze dünsten. Die abgetropften frischen oder eingeweichten Shiitake-Pilze kleinschneiden und hinzufügen. Das Mehl einrühren und unter ständigem Rühren anschwitzen. Mit der Brühe auffüllen und aufkochen lassen. Zum Schluß die Sahne zufügen und mit Salz, Pfeffer und Muskat abschmecken. Die Suppe mit gehackter Petersilie bestreuen und heiß servieren.
Für eine Lauch-Creme-Suppe gibt man zu dem gedünsteten Lauch zuerst das Mehl und die Brühe, anschließend püriert man diese Mischung mit einem Mixstab und fügt dann erst die in But-

ter gedunsteten Pilze und die übrigen Zutaten zu. Dabei kommen die Pilze besser zur Geltung.

Shiitake-Pilz-Omelett „Familienglück"
(Für 2 Personen)

15 g	getr. Shiitake-Pilze
25 g	Butter
4	Eier
	etwas Salz und Pfeffer
2 EL	Schnittlauchröllchen

Die getrockneten Shiitake-Pilze waschen, ca. zwei Stunden einweichen und gut abtropfen lassen. Die Pilze in kleine Stücke schneiden und in der Butter in einer Omelettepfanne ca. fünf Minuten dünsten, mit etwas Salz und Pfeffer würzen. Die Eier aufschlagen, würzen und leicht schlagend vermischen. Die Eimasse über die gedünsteten Pilze geben und stocken lassen. Das Omelett zum Schluß mit dem in kleine Röllchen geschnittenen Schnittlauch bestreuen und sofort servieren.

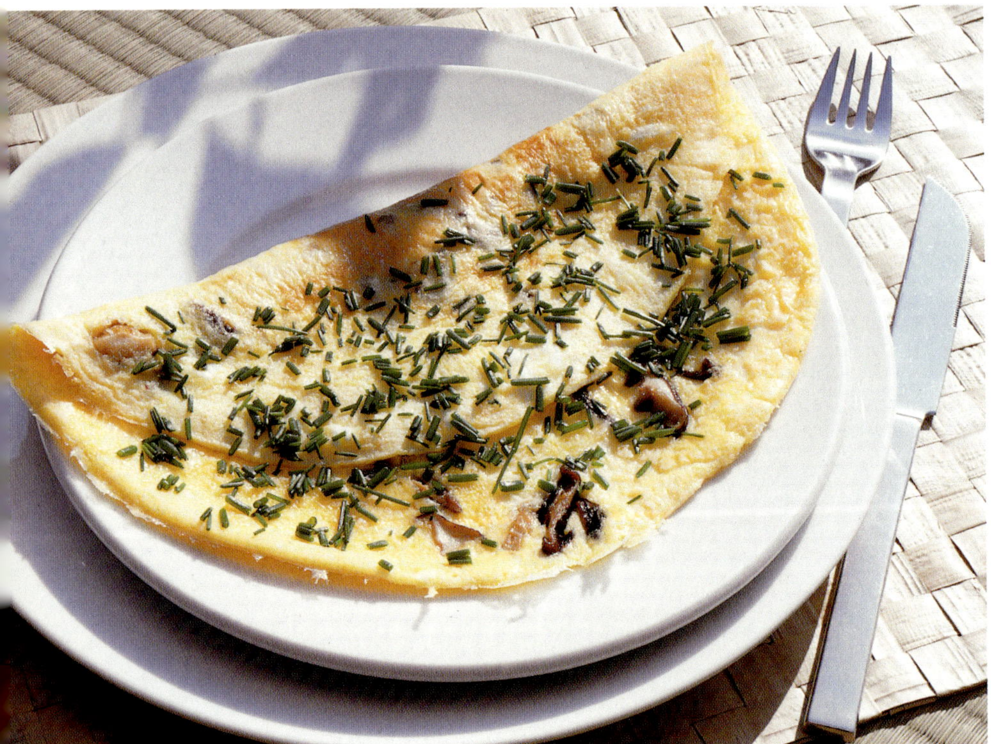

Kartoffel-Pilzknödel „Ost trifft West"
(Für 4 Personen)

15 g	getr. Shiitake-Pilze
1 kg	Pellkartoffeln (mehligkochende Sorte)
1	Zwiebel
50 g	Butter
	Salz, Muskat, Pfeffer nach Geschmack
2–3	Eier
	Schnittlauch, Petersilie
100 g	Weizengrieß

Die getrockneten Shiitake-Pilze gründlich waschen und ca. zwei Stunden einweichen. In der Zwischenzeit die Kartoffeln mit der Schale ca. 20 Minuten kochen, heiße Kartoffeln schälen und abkühlen lassen. Die völlig ausgekühlten Kartoffeln durch die Presse drücken oder fein reiben. Die eingeweichten Pilze abtropfen lassen und dann in kleine Stücke schneiden. Die Zwiebel fein hacken und zusammen mit den kleingeschnittenen Pilzen in der Butter unter Rühren dünsten, bis alle Flüssigkeit verdampft ist. Die Pilz-Zwiebel-Mischung mit Salz, Muskat und Pfeffer würzen und auskühlen lassen. Eier, gehackte Kräuter, Pilz-Zwiebel-Mischung und den Weizengrieß unter den Kartoffelteig kneten. Aus dem Teig mit bemehlten Händen Klöße formen. Knödel in kochendes Salzwasser geben und ca. 25 Minuten langsam kochen bzw. ziehen lassen.

Abb. 3: Shiitake-Pilz-Omelett „Familienglück"

Diese Pilzknödel passen zu allen Wildgerichten, aber auch gut zu Sauerbraten oder Gulasch.

Gemüsekuchen mit Shiitake-Pilzen „Quiche à la Chine"

(Für 2 Personen)

Für den Hefeteig:

250 g	Mehl
½ Würfel	Frischhefe
100 ml	lauwarme Milch oder Wasser
1 TL	Salz, etwas Pfeffer
4 EL	Olivenöl

Aus den angegebenen Zutaten einen Hefeteig herstellen, dabei zuerst die Hefe mit einem Teil der angegebenen Flüssigkeit und etwas Mehl verrühren, diesen Vorteig etwa zehn Minuten gehen lassen. Danach Salz, Pfeffer, Öl, die übrige Flüssigkeit und das restliche Mehl hinzufügen und alles gut durchkneten. Zum Schluß den Teig dünn ausrollen und auf ein gefettetes Backblech (oder auf zwei runde Obstkuchenformen) geben und nochmals etwa zehn Minuten gehen lassen.

Für den Belag:

15 g	getr. Shiitake-Pilze
1 Stange	Porree
1	rote Paprikaschote
1	kl. Zucchini
evtl. 1–2	Chilischoten
3	Eier
200 g	Sahne
1 TL	Salz, etwas Pfeffer
2	Knoblauchzehen
100 g	Emmentaler, gerieben
2 EL	frische Basilikumblätter

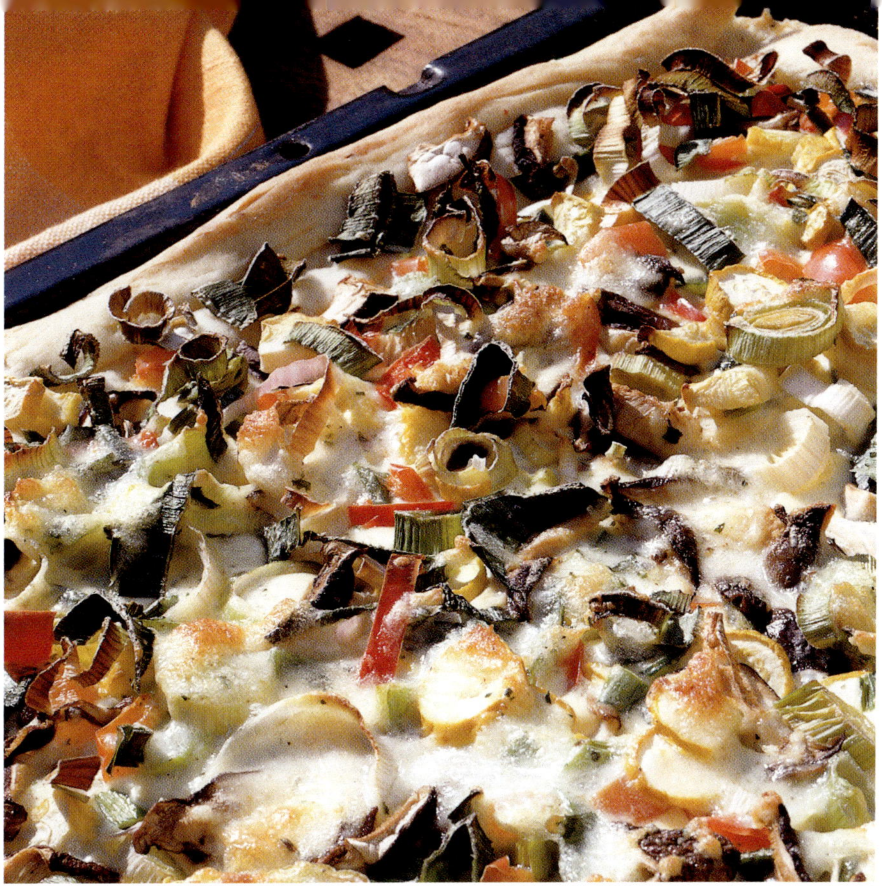

Abb. 4: Gemüsekuchen „Quiche à la Chine"

Die Shiitake-Pilze waschen und mehrere Stunden einweichen. Porree putzen, waschen, in Ringe schneiden. Paprikaschote halbieren, entkernen, waschen und in Streifen schneiden. Zucchini waschen und in feine Scheiben schneiden, Chilischoten putzen und in Streifen schneiden. Die eingeweichten Shiitake-Pilze abtropfen lassen und in kleine Stücke teilen. Das Gemüse mit den Pilzen mischen und auf dem Teig verteilen. Für die Käsesauce die Eier mit der Sahne verschlagen, mit Salz und Pfeffer abschmecken. Knoblauchzehen abziehen, durch die Knoblauchpresse drücken und unter die Eiercreme rühren. Zum Schluß den geriebenen Käse und die gehackten Basilikumblätter dazugeben und alles gut verrühren. Die Käsesauce gleichmäßig über das Gemüse verteilen. Den Gemüseküchen ca. 20 Minuten bei 180 °C backen.

Gemüsepfanne „Langes Leben"

(Für 4 Personen)

1	Zwiebel
2 EL	Olivenöl
400 g	frische oder ca. 50 g getr. Shiitake-Pilze
2	Möhren (ca. 200 g)
1	kl. Zucchini
1	rote Paprika
1	Knoblauchzehe
1	Blumenkohl oder Brokkoli
⅛ l	Fleisch- oder Gemüsebrühe
2 EL	Sojasauce
	Zitronensaft, Salz, Pfeffer

Die Zwiebel schälen, fein hacken und in dem Öl langsam weich dünsten, dann die kleingeschnittenen Shiitake-Pilze kurz und kräftig anbraten. Getrocknete Pilze vorher gründlich waschen, ca. zwei Stunden einweichen und in kleine Stücke schneiden. Die Möhren schälen und würfeln, Zucchini in Scheiben schneiden, Paprika von den Kernen befreien und in feine Streifen schneiden. Knoblauchzehe schälen und zerdrücken. Den Blumenkohl in kleine Röschen teilen und ca. drei Minuten in kochendem Salzwasser blanchieren.
Das Gemüse zu den angebratenen Pilzen geben und ca. zehn Minuten schmoren lassen, dabei die Brühe und die Sojasauce nach und nach dazugeben. Zum Schluß mit Zitronensaft, Salz und Pfeffer würzen und gut umrühren. Kurz vor dem Servieren mit kleingeschnittenen Kräutern, zum Beispiel Kresse, Petersilie, bestreuen.

Blätterteigtaschen mit Pilzragout „Beutel der Freundschaft"

(Für 4 Personen)

15 g	getr. Shiitake-Pilze
4 Scheiben	Blätterteig (ca. 400 g)
500 g	frische Champignons
1	Zwiebel
1	Knoblauchzehe
2 EL	Olivenöl
1 EL	Zitronensaft
2 EL	Sahne
	Salz, Pfeffer
2 EL	Kräuter, gehackt, z. B. Petersilie, Schnittlauch
1	Eigelb zum Bestreichen

Die getrockneten Shiitake-Pilze waschen und ca. zwei Stunden im Wasser einweichen. Aufgetauten Blätterteig in 15×15 Zentimeter große Stücke schneiden. Aus dem Restteig für die Verzierung kleine Pilze ausstechen. Die Champignons putzen und in dünne Scheiben schneiden. Die eingeweichten Shiitake-Pilze abtropfen lassen und in schmale Streifen schneiden. Die Zwiebel und die Knoblauchzehe schälen, fein hacken und kurz in Olivenöl dünsten, die Pilze dazugeben und unter Rühren ca. zehn Minuten braten. Den Zitronensaft und die Sahne zugeben, mit Salz und Pfeffer abschmecken und mit den gehackten Kräutern bestreuen.
Füllung auf die Teigquadrate verteilen, die Ecken mit Wasser bestreichen und in der Mitte zusammendrücken. Die ausgestochenen Teigfiguren auf die Taschen legen. Zum Schluß die Blätterteigtaschen mit Eigelb bestreichen. Im Backofen bei 200 °C ca. 20 Minuten backen.

Kartoffel-Pilz-Puffer „Hexenkreise"

(Für 4 Personen)

15 g	getr. Shiitake-Pilze
750 g	rohe Kartoffeln, geschält
1 kl.	Zwiebel
2	Eier
½ TL	Salz, etwas Pfeffer
1 EL	Mehl
1 EL	Petersilie, gehackt
1 EL	Schnittlauchröllchen
	Pflanzenöl zum Backen

Die getrockneten Shiitake-Pilze waschen und ca. zwei Stunden in Wasser einweichen, dann abtropfen lassen und fein hacken. Die geriebenen rohen Kartoffeln mit der fein gehackten Zwiebel, den Eiern, Salz, Pfeffer, Mehl, Kräutern und gehackten Pilzen gut vermischen. In einer flachen Pfanne auf mittlerer Hitze in Öl kleine Puffer von beiden Seiten goldbraun backen.

Schweinefilet „Familienglück"

(Für 4 Personen)

1	Schweinefilet
	Mehl zum Wenden
2 EL	Öl
15 g	getr. Shiitake-Pilze
1	Zwiebel, kleingeschnitten
250 g	Sahne
	evtl. grüne Pfefferkörner
	Salz und Pfeffer

Das Fleisch pfeffern, in Mehl wenden und in heißem Fett rundum etwa 15 Minuten braten, herausnehmen und warm stellen.

Die getrockneten gewaschenen Shiitake-Pilze am besten schon etwa zwei Stunden vorher in Wasser einweichen. Die Pilze vor der Zubereitung abtropfen lassen, in kleine Stücke schneiden und zusammen mit der kleingeschnittenen Zwiebel in der Fleischpfanne weichdünsten, anschließend die Sahne und eventuell Pfefferkörner zugeben, die Sauce cremig einkochen lassen. Zum Schluß die Sauce mit Pfeffer und Salz abschmecken. Das Filet in fingerdicke Scheiben scnneiden, auf einer vorgewärmten Platte anrichten und mit der Pilzsauce überziehen. Mit kleingehackter Petersilie bestreuen.
Nach diesem Rezept kann man auch Entrecôtes, Rumpsteaks oder Beefsteaks zubereiten. Die Pilzsauce schmeckt auch sehr gut zu Koteletts vom Schwein, Kalb oder Lamm.

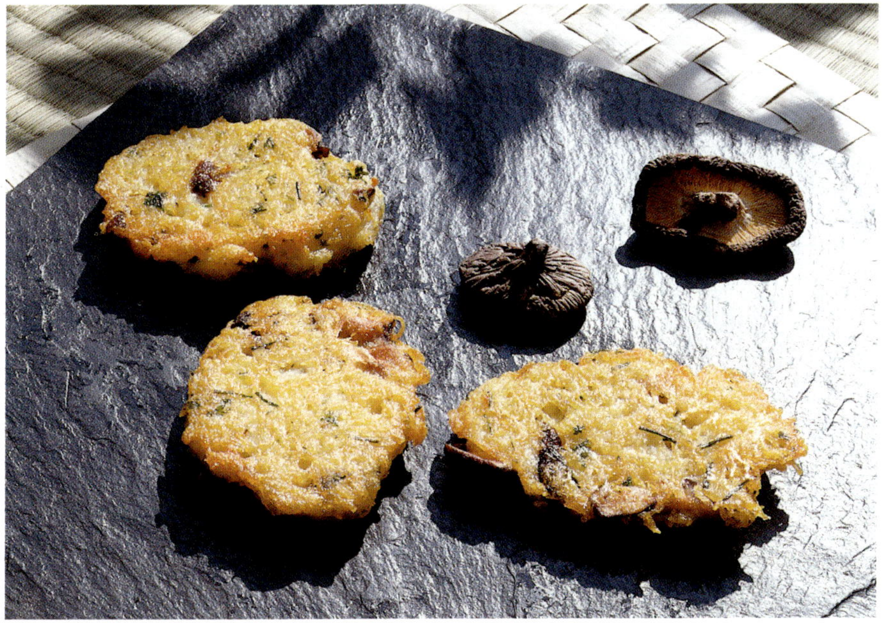

Abb. 5: Kartoffel-Pilz-Puffer „Hexenkreise"

Ein besonderes Rezept mit frischen Shiitake-Pilzen:

Gefüllte Shiitake „Wald und Meer"
(Für 4 Personen)

150 g	Garnelen, geschält
40 g	Mayonnaise
8	frische Shiitake-Pilze, möglichst groß
250 g	Brokkoli
100 ml	Eiswasser
1	Eigelb
100 g	Weizenmehl
	Mehl zum Bestäuben
1 l	Pflanzenöl
	Sojasauce
	Zitronengras zum Garnieren

Garnelen säubern, eventuell noch Darm und Kopf entfernen, dann kleinwürfeln und im Mixer pürieren. Mit der Mayonnaise verrühren und etwa eine Stunde im Kühlschrank zugedeckt abkühlen lassen. Die Shiitake-Pilze nicht waschen, sondern vorsichtig und gründlich mit einem Küchentuch abwischen. Die Stiele abschneiden. Brokkoli waschen, trocknen und in kleine Rosetten aufteilen.
Das eiskalte Wasser mit dem Eigelb verrühren und das Weizenmehl vorsichtig hinzufügen. Shiitake-Pilzhüte mit Mehl bestäuben und die Garnelenmasse in die Hütchen einfüllen. Füllung rund formen und andrücken. Die Hütchen mit der Füllung und die Brokkoli-Rosetten mit Mehl bestäuben. Alle Teile in die Eigelbmasse tauchen und auf Küchenkrepp abtropfen lassen.
Öl in einem Topf erhitzen, bis an einem Holzstöckchen Blasen aufsteigen, oder eine Friteuse auf 180 °C erhitzen. Pilzhüte und Brokkoli etwa zwei Minuten bis zur leichten Bräunung fritieren. Portionsteller mit je zwei gefüllten Hütchen und zwei fritierten Brokkoli servieren. Mit Zitronengras garnieren. Sojasauce zum Dippen dazureichen.
Tip: Die Gemüsebeilage kann je nach saisonalem Angebot leicht variiert werden.

薑 Scharfe Medizin: Ingwer

Jährlich verschreiben Ärzte für sieben Milliarden Mark Arzneimittel, „deren therapeutische Wirksamkeit nicht nachgewiesen ist", so berichtete der Bundesverband der Betriebskrankenkassen. In dieser Situation macht es viel Sinn, sich wieder auf die bewährte Küchenapotheke zu besinnen. „Eure Nahrungsmittel sollen eure Heilmittel und eure Heilmittel eure Nahrungsmittel sein", sagte schon Hippokrates (460–370 v. Chr.). Hier hat sich besonders Ingwer bewährt. Zum einen schmeckt die scharfe Knolle einfach unglaublich gut: Die einfachsten Gerichte schmecken plötzlich angenehm „anders" und gewinnen an Reiz. Sie müssen sich dazu nicht auf fernöstliche Küchenabenteuer einlassen, denn der zitronenähnliche scharf-würzige Geschmack des Ingwer paßt sich an, ohne sich unterzuordnen und wirkt harmonisierend. Ingwer schmeckt zu Süßem und Pikantem, zu Würzigem wie zu sauren Zubereitungen. Es lohnt sich, frischen Ingwer einfach mal in bewährten eigenen Rezepten zu integrieren. Der Effekt ist verblüffend! Ingwer peppt eine Konfitüre genauso auf wie ein Fischgericht, gibt manchem Drink, wie dem berühmten Ginger Ale, den richtigen Kick und macht eine durchschnittliche Gemüsesuppe zu einem einmaligen Genuß. Wer einmal die seltsame Knolle in seine Küche gelassen hat, der wird sie dort nicht mehr missen wollen. Dabei wissen die meisten gar nicht, daß Ingwer genauso gut auch in der Hausapotheke seinen Platz haben könnte. Denn Ingwer ist ganz unbestritten eine bewährte Heilpflanze.

Nicht schön, aber voller Kraft

Der frische Ingwer, wie wir ihn kennen, sieht zwar aus wie eine Wurzel, botanisch betrachtet handelt es sich aber um ein Rhizom. Als Rhizom bezeichnet man unterirdische Sproßachsen, die im Boden vorwiegend horizontal wachsen. Sie bilden junge Triebe für die Vermehrung und feine Wurzeln zur Verankerung.
Im Inneren des Ingwerrhizoms finden sich die bioaktiven Stoffe, denen wir die besonderen Geschmacks- und auch die Heilwirkungen des Ingwers zu verdanken haben. Sie liegen – als Öltropfen in besonderen Zellen eingeschlossen – dicht unter der dünnen Schale. Deshalb bei der Verarbeitung immer nur dünn schälen! Diese Öle machen Ingwer zu der unvergleichlichen Gewürz- und Heilpflanze, die wir kennen.

Hausapotheke in der Küche

Die Liste der bisher entdeckten Wirkstoffe ist lang, und ständig kommen neue hinzu. Das zeigt, daß pflanzliche Heilmittel letztlich

ein nahezu unerforschliches Stoffensemble darstellen, in dem die sekundären Pflanzenstoffe (siehe *Seite 10f.*) eine entscheidende Rolle spielen. Das Verhältnis der einzelnen Bestandteile zueinander bestimmt die Gesamtwirkung, hier gilt: Das Ganze ist mehr als die Summe seiner Teile.
1879 wurde Ingwer zum ersten Mal extrahiert. Übrig blieb eine dicke, scharfe, braune Paste, die man „Oleoresin" nannte. Daraus wurde eine weitere Substanz des Ingwers gewonnen, das scharfe Gingerol. Heute weiß man, daß auch das Gingerol aus einer ganzen Gruppe ähnlicher Substanzen besteht. 40 Jahre später fand ein japanischer Wissenschaftler die Substanz Zinergon und später einen weiteren scharfen Stoff, den er in Anlehnung an das japanische Wort für Ingwer „Shoga" als Shogaol bezeichnete. Gingerol ist die schärfste Substanz im Ingwer, gefolgt von Zingeron und Shogaol, sie sind auch die heilkräftigsten.
Moderne Wissenschaftler haben neuerdings bestätigt, daß Ingwer gleich gegen eine ganze Reihe von Beschwerden hilft. Ingwer wirkt ganz allgemein vitalisierend und ist damit eine Knolle gegen Altersbeschwerden: Er regt die Durchblutung an und erwärmt von innen wie ein heißes Bad oder ein Saunabesuch. Durch seine anregende Wirkung lösen sich Verspannungen und Verkrampfungen. Gerade im Magen- und Darmtrakt wirkt Ingwer unterstützend und stimulierend. Die Scharfstoffe regen die Gallensaftproduktion an und beschleunigen damit die Fettverdauung. Die Protease, ein Enzym im Ingwer, zerlegt Eiweiß, was bei deftigen Fleischmahlzeiten sehr hilfreich sein kann. Etwas Ingwer im Essen räumt den Magen auf und beugt Magen- und Darmbeschwerden vor.
In China hat Ingwer darüber hinaus noch einen soliden Ruf als erfolgreiches Potenzmittel. Als Liebesgewürz wird seine Vielseitigkeit gerühmt, besonders wenn man Ingwer mit Fisch kombiniert (siehe Rezept *Seite 65*). Unerwünschte Nebenwirkungen wie bei gewissen anderen Mittelchen sind nicht bekannt, solange man die empfohlene Menge von fünf Gramm täglich nicht überschreitet. Außerdem wirken die Inhaltsstoffe von Ingwer leicht antibakteriell, das lindert Erkältungen.

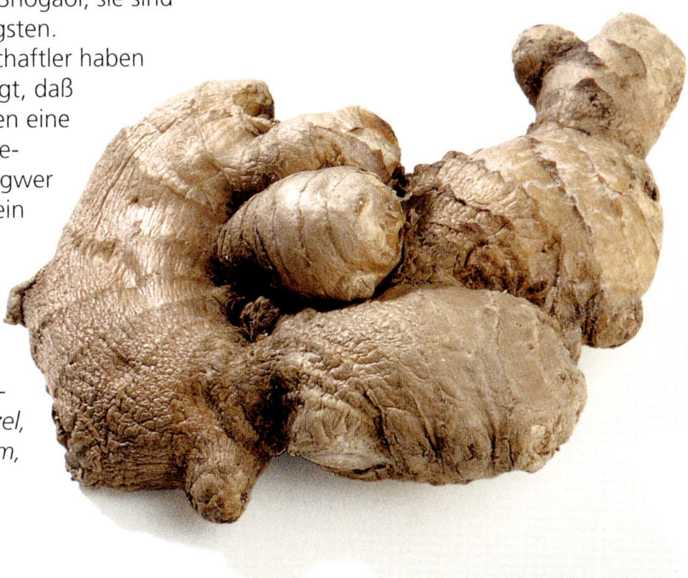

Abb. 1: Die Ingwerwurzel ist biologisch betrachtet gar keine Wurzel, sondern ein Rhizom, also ein Sproß.

Ingwer hilft gegen:
- morgendliche Übelkeit
- Erbrechen und Reisekrankheit
- Verdauungsbeschwerden, Blähungen und Verstopfungen
- Erkältung und Fieber
- schlechte Durchblutung
- Kopfschmerzen

Wenn die Beschwerden jedoch nicht zurückgehen oder gar stärker werden, muß man auf jeden Fall den Arzt aufsuchen.

Ingwer ist wahrscheinlich das vielseitigste aller Gewürze. Es gibt ihn frisch, eingelegt, getrocknet, kandiert, mit Schokolade umhüllt, in pulverisierter Form und als ätherisches Öl. In der asiatischen Küche wird Ingwer fast nur frisch verwendet. Nur so kann man sicher sein, daß er seine wohltuende Wirkung auch voll entfaltet. Getrocknete Wurzeln eignen sich nicht zum Kochen, und Ingwerpulver ist nur ein schlechter Ersatz für frischen Ingwer. Beim Kauf sollte man darauf achten, daß die Knolle noch prall aussieht und möglichst viele Seitensprossen (Schößlinge) besitzt. Frischen Ingwer bewahrt man am besten in einer Plastiktüte ver-

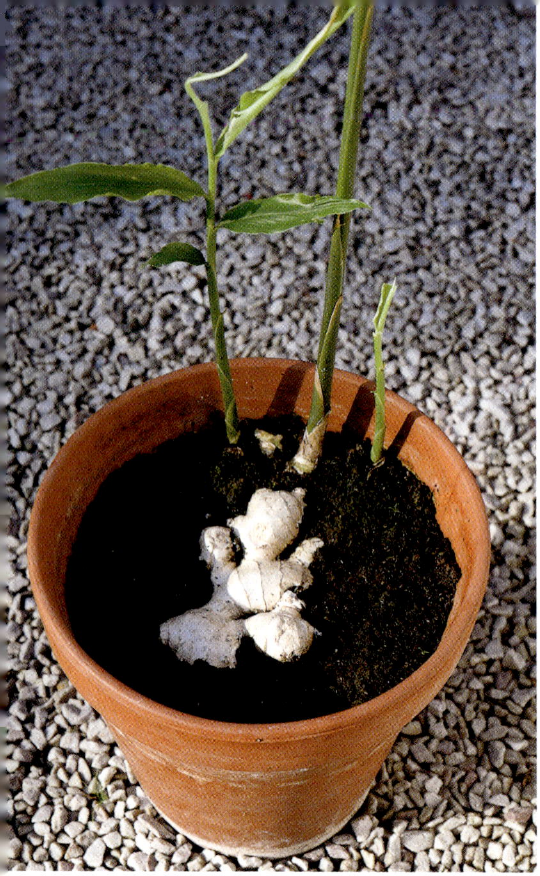

Abb. 2: Ingwer können Sie auch selbst in einem Topf auf der Fensterbank ziehen.

packt im Gemüsefach des Kühlschranks auf, so hält er sich zwei Wochen. Die Knolle immer nur ganz fein schälen, denn viele der Wirkstoffe liegen unter der Schale. Der geschälte Ingwer läßt sich gut mit einer soliden Rohkost- oder Gemüsereibe oder auch mit einer Käsereibe zerkleinern. Für manche Rezepte wird er auch in Scheiben oder in Stifte geschnitten. Man kann die geschälte Knolle weiterhin in Zuckersirup oder Alkohol einlegen. Sie bleibt dann länger zart und saftig.

Ingwer läßt sich übrigens auch problemlos als Topfpflanze ziehen, benötigt jedoch sehr viel Wärme und Feuchtigkeit für ein gutes Wachstum. Dazu legt man eine frische Ingwerknolle mit möglichst vielen zarten Seitensprossen in einen mit Blumenerde gefüllten Tontopf, bedeckt die Knolle mit wenig Erde und stellt den Blumentopf an einen warmen Fensterplatz. Nach einigen Wochen wachsen schilfartige Blätter direkt aus der Knolle.

Die Ingwerpflanze sieht nicht nur schön aus, man kann auch die kleingeschnittenen Triebe und lanzettförmigen dekorativen Blätter als Würzmittel für Suppen, Salate und auch zur Dekoration von Speisen verwenden.

Kochen mit Ingwer

Warmes Milchgetränk „Langes Glück“

50 g	frischen Ingwer, feingerieben
50 g	Kakaopulver
10 g	Zimt
10 g	weißes Ginsengpulver
100 g	Honig
	frisch aufgekochte Milch

Pulver mischen und mit dem Honig verrühren. Jeweils zwei Teelöffel dieser Mischung mit 200 Millilitern warmer Milch aufgießen.

Ein altes wärmendes Hausrezept gegen Erkältungen:

Ingwertee
(Für 1 Tasse)

1 EL	Ingwer, frisch gerieben
	Saft von ½ Zitrone
1 Tasse	heißes Wasser
	Honig nach Belieben

Ingwer und Zitronensaft in die Tasse geben, verrühren, mit dem heißen Wasser aufgießen und mit Honig süßen.

Eingelegte Ingwerscheiben „Drachenauge“
(Für 4 Personen)

200 g	frischer Ingwer

Ingwer zwei bis drei Stunden wässern, dann kurz aufkochen.

Für das Salzbad:

1 Tasse	Wasser
5–6 EL	Salz
1 EL	körnige Essigsäure

Ingwer bedeckt etwa drei bis vier Tage darin ziehen lassen. Anschließend in folgendem Essigbad einlegen:

⅓ Tasse	Essig
¼ Tasse	Mirin (Gewürzsake)
¼ Tasse	Reiswein
¼ Tasse	Zucker

Essig, Mirin, Reiswein und Zucker einmal aufkochen, abkühlen lassen und die Ingwerscheiben darin einlegen. Zwischen den Gängen oder nach einem üppigen Mahl als Verdauungshilfe essen.

Kokosnußsuppe „Wolkenspitzen"

(Für 4 Personen)

1 Tasse	Basmatireis
1,2 l	Kokosmilch
3 EL	Ingwer, in feine Streifen geschnitten
	Saft von 2 Zitronen
2 TL	Chilipulver
2 EL	Koriander, feingeschnitten

Den Reis in der Kokosmilch aufkochen und dann bei kleiner Flamme nach Packungsanweisung garen. Ingwer, Zitronensaft und Chilipulver einrühren und zum Schluß mit dem frischen Koriander garnieren.

Auberginen in Kokosmilch „Glückstaler"

(Für 4 Personen)

2	Auberginen
	Salz
1	Zwiebel
2	Knoblauchzehen
1 TL	Ingwerwurzel, frisch geraspelt
1 TL	Kurkuma
6–8 EL	Öl, z. B. Sonnenblumenöl
400 ml	Kokosmilch
	Saft von 1 Zitrone
	evtl. Koriander
	Koriandergrün

Die Auberginen waschen und trocknen, in fünf Millimeter dicke runde Scheiben schneiden. Die Scheiben gut mit Salz einreiben und auf Küchenkrepp liegen lassen. In der Zwischenzeit die Zwiebel schälen und sehr fein hacken. Die Knoblauchzehen schälen und pressen. Ingwer dünn schälen und fein raspeln. Dann die Auberginenscheiben trockentupfen und gut mit Kurkuma einreiben. Das Öl in der Pfanne bei mittlerer Hitze heiß werden lassen und die Auberginenscheiben auf beiden Seiten nur kurz darin anbraten, nicht bräunen. Die Scheiben aus der Pfanne nehmen und auf Küchenkrepp legen, nach kurzer Zeit wenden und so vom Fett befreien. Zwiebeln und Knoblauch in der Pfanne leicht anbräunen, Ingwer einrühren, die Kokosmilch und Zitronensaft dazugeben und fast bis zum Siedepunkt erhitzen, nicht aufkochen! Umrühren und die Auberginen in die Sauce geben, alles bei schwacher Hitze vorsichtig eindicken lassen. Nach Geschmack mit Koriander würzen und mit Koriandergrün garnieren.

Schnelle Rindfleischpfanne „Kalkutta"

(Für 1 Person)

150 g	mageres Rindfleischfilet
1	Eiweiß
	Sesamöl
1	frische Pfefferschote
150 g	Möhren
2	Knoblauchzehen, gepreßt
1 Stück	Ingwer, ca. 2 cm, geraspelt
2 EL	Sojasauce
2 EL	Weißwein
50 g	Erdnüsse

Das Fleisch in dünne Streifen schneiden und in das rohe Eiweiß legen. Öl mit einer Pfefferschote in einer Pfanne oder einem Wok erhitzen, dann das Fleisch dazugeben, kurz anbraten (ca. drei bis sechs Minuten) und wieder herausnehmen. Danach die Möhren in dünnen Scheiben darin kurz andünsten. Bevor sie weich sind, das überschüssige Öl abgießen und die restlichen Zutaten dazugeben und abschmecken.
Ein schnelles schmackhaftes Single-Essen.

Hackfleischpastetchen „Goa" mit Aprikosen und Ingwer

(Für 4 Personen)

	Für die Pasteten:
500 g	Lamm- oder Rinderhack
1	Zwiebel
1	Karotte
1	Stück Stangensellerie
3–6	Knoblauchzehen
1 EL	Olivenöl
1 TL	Harissa (nordafrikanisches Gewürz)
	Minze, etwas Zimt, Zitronenschale, Kreuzkümmel oder schwarzer Kümmel
1 TL	Ingwer, gemahlen,
	Salz nach Geschmack
200 g	frische Aprikosen oder 150 g Trockenaprikosen
4 Blatt	(ca. 400 g) Blätterteig (TK)
1–2	Eigelb zum Bestreichen

Hackfleisch mit der feingeschnittenen Zwiebel und Karotte, dem Stangensellerie und den zerdrückten Knoblauch-

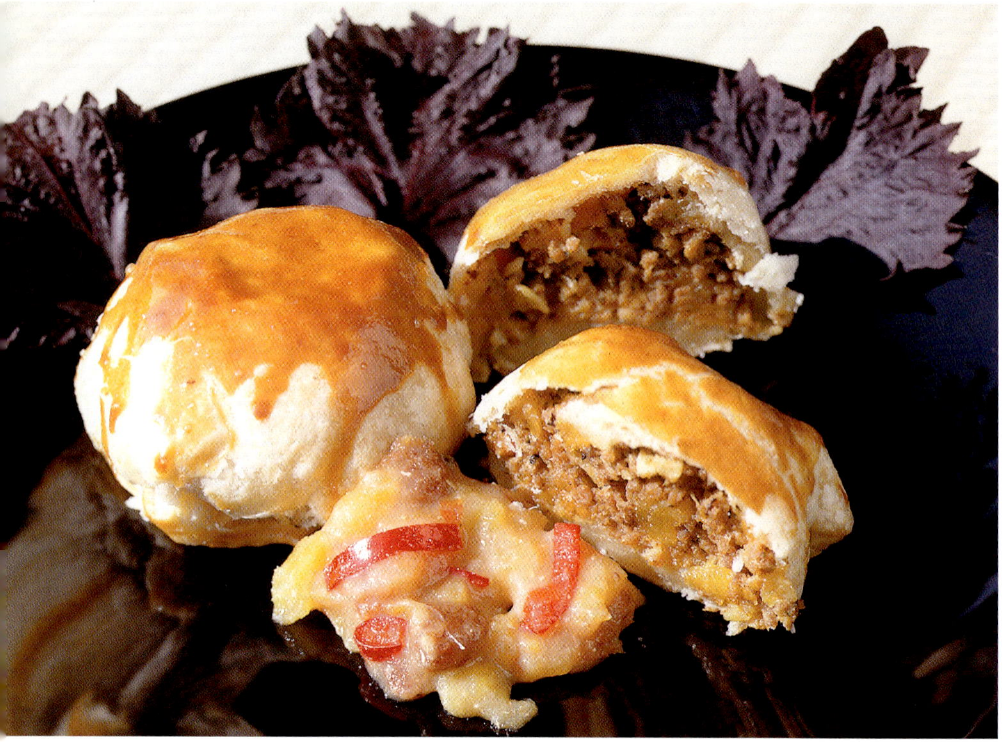

Abb. 3: Hackfleischpastetchen „Goa“ mit Aprikosen und Ingwer

zehen in Olivenöl anbraten. Mit Harissa, gehackter Minze, etwas Zimt, abgeriebener Zitronenschale, Kreuzkümmel, Ingwer und Salz würzen. Die geviertelten Aprikosen darunter mischen. Den Blätterteig dünn ausrollen und in ca. 15 × 15 Zentimeter große Quadrate schneiden, an den Kanten mit etwas Wasser einpinseln. Zwei Löffel der abgekühlten Hackfleischmasse auf den Blätterteig setzen, den Teig darüberschlagen und kleine Pakete formen. Eigelb mit etwas Wasser verrühren, die Pasteten damit bepinseln und 15 bis 20 Minuten bei 180 °C backen.

Für die Sauce:

150 g	Joghurt
1 Bund	Frühlingszwiebeln
	einige Blättchen Minze

Joghurt mit gehackten Frühlingszwiebeln und Minze mischen und als Sauce dazu reichen.

Reispapierröllchen „Shanghai“ mit Garnelen-Ingwerfüllung
(Für 4 Personen)

1	frische Chilischote
50 g	Zucker
1 TL	Salz
1 Prise	Pfeffer
1 EL	Reisessig
250 g	Brokkoli
100 g	frische Sojasprossen
1	Knoblauchzehe
1 Stück	frischer Ingwer, 3 cm
1 Bund	Koriander
250 g	Garnelen
2 EL	Sesam- oder Maiskeimöl
	Chinagewürz
8	Reispapierblätter von ca. 20 cm Durchmesser (Asien-Laden)
	Grün einer Frühlingszwiebel, Zitronengras oder Ingwergrün

Die Chilischote waschen, entkernen und in ganz feine Streifen schneiden. Den Zucker mit einer halben Tasse Wasser aufkochen. Chilischote, Salz, Pfeffer und Essig hineingeben und zur Seite stellen. Brokkoli putzen und in siedendem Salzwasser fünf Minuten garen. Eiskalt abschrecken und in kleine Würfel schneiden. Sojasprossen blanchieren und abschütten, mit Küchenkrepp trockentupfen. Knoblauch und Ingwer schälen und feinhacken. Koriander waschen und abzupfen.
Garnelen blanchieren und aus der Schale lösen, reinigen und Darm entfer-

nen, dann in kleine Würfel schneiden. Öl erhitzen und die Garnelen mit dem Gemüse und den Gewürzen darin drei Minuten dünsten. Mit Salz, Pfeffer und Chinagewürz abschmecken und zur Seite stellen.
Die Reispapierblätter kurz ins Wasser legen und dann auf Küchenkrepp auslegen. Die Füllung länglich auf die Mitte legen und einwickeln. Zur Dekoration mit dem Grün einer Frühlingszwiebel, Zitronengras oder Ingwergrün zubinden.
Ein sehr dekoratives und kalorienarmes Gästeessen. Die ätherischen Öle und Mineralien des Ingwers machen fit für lange Nächte.

Tomatensauce „Rot-grün" mit Ingwer

500 g	reife Tomaten
1	rote Paprikaschote
1	Peperoni
1	Zwiebel
1–2	Knoblauchzehen
1 EL	Olivenöl
1 Stück	frische Ingwerwurzel (ca. 25 g)
	Salz und Pfeffer

Tomaten häuten und kleinwürfeln. Paprika- und Peperonischoten entkernen und in feine Streifen schneiden. Zwiebel und Knoblauch schälen, in dünne Scheiben schneiden und in erhitztem Öl glasig dünsten, dann die Tomatenstücke, Paprika- und Peperonistreifen sowie die geschälte und fein geraspelte Ingwerwurzel dazugeben und alles ca. zehn Minuten garen lassen. Zum Schluß mit Salz und Pfeffer abschmecken. Die Tomatensauce mit Ingwer paßt ausgezeichnet zu allen Nudelgerichten.
Tip: Man kann die Sauce zusätzlich noch mit einem Eßlöffel frischer Sahne verfeinern und mit einigen Basilikumblättchen garnieren.

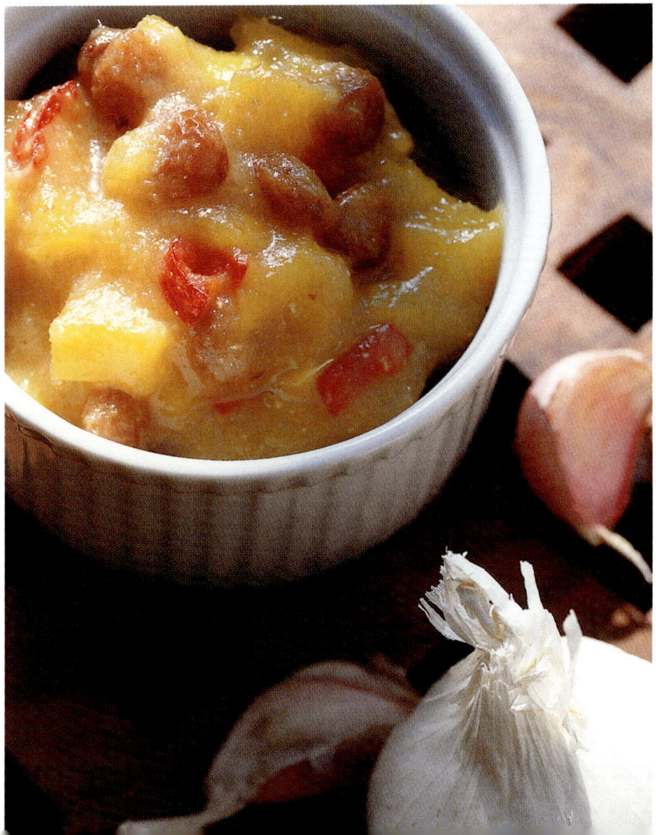

Abb. 4: Mangochutney „Süße Schärfe" mit Ingwer

Mangochutney „Süße Schärfe" mit Ingwer

1	reife, aber noch feste Mango
1 Stück	frische Ingwerwurzel (ca. 30 g)
1–2	rote Peperoni
2–3	Knoblauchzehen
50 g	ungeschwefelte Rosinen oder Sultaninen
75 g	brauner Rohrzucker oder 2 EL Honig
$\frac{1}{8}$ l	Obstessig
1 TL	Salz
evtl. 1 TL	Kurkuma

Die Mango schälen, das Fruchtfleisch vom Stein lösen und ca. 250 Gramm abwiegen. Diese Menge in einen Zentimeter große Würfel schneiden. Den Ingwer dünn schälen und fein raspeln. Die Peperonischoten von Kernen und Stiel befreien und in feine Streifen schneiden. Die Knoblauchzehen schälen und fein hacken. Rosinen oder Sultaninen in heißem Wasser waschen

und abtropfen lassen. Alle vorbereiteten Zutaten in einer Schüssel mit dem Rohrzucker oder Honig mischen und über Nacht durchziehen lassen.
Am nächsten Tag den Essig dazugeben und unter Rühren etwa 30 Minuten bei geringer Hitze kochen lassen. Etwa fünf Minuten vor Ende der Kochzeit das Salz und Kurkuma untermischen. Mangochutney noch heiß in ein vorgewärmtes Glas füllen, gut verschließen, kurz auf den Kopf stellen und kühl lagern.
Mangochutney paßt zu vielen Fleisch- und Fischgerichten und ist bei chinesischen und indonesischen Reisgerichten eine vorzügliche Ergänzung. Angebrochene Gläser müssen im Kühlschrank aufbewahrt werden.

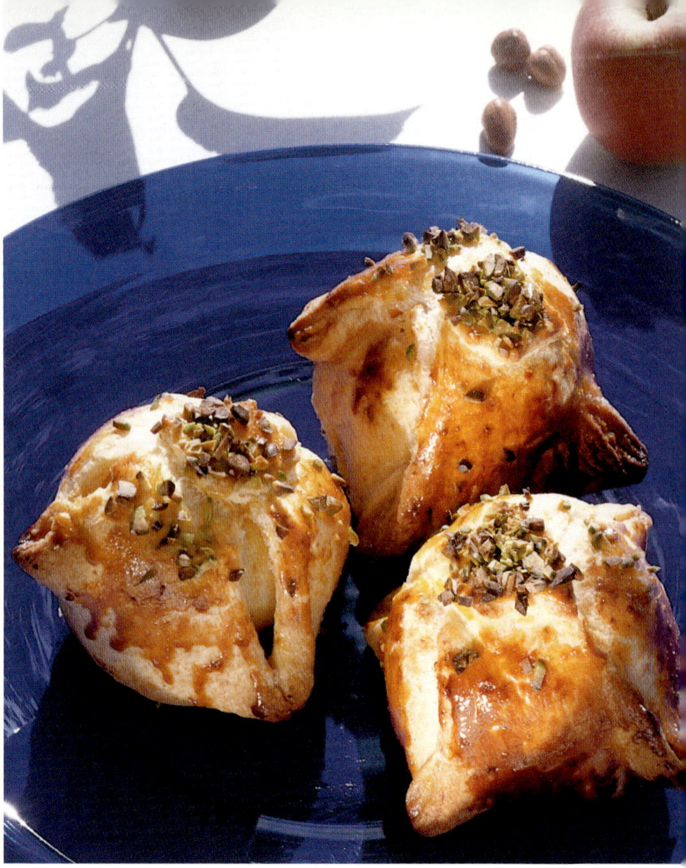

Abb. 5: Apfel im Schlafrock „Hansa" mit Ingwer

Apfel im Schlafrock „Hansa" mit Ingwer

(Für 3–4 Personen)

Für den Teig:

250 g	Mehl
175 g	Butter
125 g	Saure Sahne
1 Prise	Salz

Mehl, Butter, Saure Sahne und eine Prise Salz zu einem glatten Teig verkneten und ca. eine Stunde kalt stellen.

Für die Füllung:

6–8	mittelgroße Äpfel
	Saft von 1 Zitrone
50 g	kandierter Ingwer
50 g	ungeschwefelte Rosinen oder Sultaninen
2 EL	Orangenlikör oder Calvados
1 Eigelb	zum Bestreichen

Die Äpfel schälen und das Kerngehäuse mit einem Apfelstecher herausstechen. Damit die Äpfel nicht braun werden, diese mit Zitronensaft beträufeln. Kandierten Ingwer fein würfeln und mit den Rosinen oder Sultaninen mischen und dem Orangenlikör oder Calvados würzen. Den kalten Teig auf einem leicht bemehlten Backbrett messerrückendick ausrollen und Quadrate von ca. 15 Zentimeter Kantenlänge schneiden (je nach Größe der Äpfel). Die Ingwer-Rosinen-Mischung in die Höhlung der ausgestochenen Äpfel füllen und diese in die Mitte der Teigquadrate setzen. Die Teigenden mit Wasser bestreichen, über dem Apfel zusammenschlagen und andrücken. Auf ein mit Backtrennpapier belegtes Backblech setzen. Vor dem Backen mit Eigelb bestreichen und nach Belieben mit gehackten Mandeln oder Pistazien bestreuen. Bei 180 °C ca. zwei Minuten hellbraun backen.
Äpfel im Schlafrock sind ein fruchtiges Gebäck, das nicht nur zum Nachmittagskaffee schmeckt.

Variation: Statt der Rosinen-Ingwer-Mischung kann auch eine Ingwer-Nuß-Mischung aus 50 Gramm kandiertem Ingwer, 75 Gramm gehackten Nüssen, 100 Gramm Honig und zwei Eßlöffeln Orangenlikör für die Füllung verwendet werden.

Apfelkuchen „Süße Kindheit" mit Ingwer

Für den Teig:

200 g	Weizenmehl
1	Vanilleschote oder 1 Päckchen Vanillezucker
1	Ei
100 g	weiche Butter
1 Prise	Salz

Mehl, ausgeschabtes Vanillemark, Ei, Butter und eine Prise Salz zu einem glatten Teig verkneten und ca. eine Stunde kalt stellen. Den kalten Teig auf einem leicht bemehlten Brett ausrollen und eine gefettete Obstkuchenform damit auslegen.

Für den Belag:

6–8	mittelgroße Äpfel
	Saft von 1 Zitrone
2	Eigelb
200 g	Sahne
1 EL	flüssiger Honig
2–3 TL	Ingwerpulver
2 EL	Speisestärke
2 EL	Quittengelee oder Aprikosenkonfitüre zum Bestreichen

Die Äpfel schälen, vierteln, entkernen, in Spalten schneiden, mit Zitronensaft beträufeln und den Teig damit belegen. Eigelb, Sahne, Honig, Ingwerpulver und Speisestärke verrühren und die Masse über das Obst verteilen. Den Obstkuchen bei 180 °C ca. 30 Minuten backen. Quittengelee oder Aprikosenkonfitüre unter Rühren erwärmen und den Kuchen sofort nach dem Backen damit bestreichen.
Variation: Statt Äpfeln kann man auch frische Aprikosen für den Belag verwenden.

Gingerbread „Miss Marple"

225 g	Mehl
½ TL	Salz
½ TL	Backpulver
½ TL	Ingwerpulver
¼ TL	Zimt
60 g	Honig oder 100 ml Fruchtsüße HT
170 g	Butter
2	Eier
100 g	kandierter Ingwer
100 g	kernlose, ungeschwefelte Rosinen
1 EL	Mandelblättchen zum Bestreuen

Mehl, Salz, Backpulver, Ingwerpulver, Zimt und Honig oder Fruchtsüße HT in einer Schüssel vermischen. Die weiche Butter und die Eier unterrühren. Kandierten Ingwer fein würfeln. Rosinen waschen und gut abtropfen lassen, zusammen mit dem Ingwer in den Teig geben. Eine ca. 30 Zentimeter lange Kastenform mit Backtrennpapier auslegen, den Teig einfüllen und mit Mandelblättchen bestreuen. In den vorgeheizten Ofen auf die mittlere Schiene stellen. Ca. 60 Minuten bei 180 °C backen. Kuchen in der Form etwas auskühlen lassen, vorsichtig herausnehmen.
Vorsicht: Ofentür erst kurz vor Ende der Backzeit öffnen, sonst fällt der Kuchen zusammen.

Etwas ganz Besonderes ist eine Tomatenkonfitüre, die aus frischen reifen Tomaten hergestellt wird. Man benötigt dazu:

Tomaten-Ingwer-Konfitüre „Capri"

1 kg	Tomaten
1 Stück	frischer Ingwer (ca. 50 g)
750 g	Zucker
5 TL	Apfelpektin NVM
2 Meßl.	Calciumcitrat
	Saft und Schale von 1 ungespritzten Zitrone
1 Stange	Zimt

Die Tomaten mit kochendem Wasser kurz überbrühen, Haut abziehen, Stielansatz entfernen und in kleine Stücke schneiden. Den Ingwer dünn schälen und fein raspeln. Tomaten, Ingwer, Zucker, Apfelpektin und Calciumcitrat, Saft und Schale einer Zitrone in einem Kochtopf vermischen und eine Stange Zimt dazugeben.
Die Konfitüre zum Kochen bringen und zehn Minuten unter ständigem Rühren sprudelnd kochen. Die Stange Zimt herausnehmen und die Konfitüre heiß in Gläser füllen, sofort verschließen und

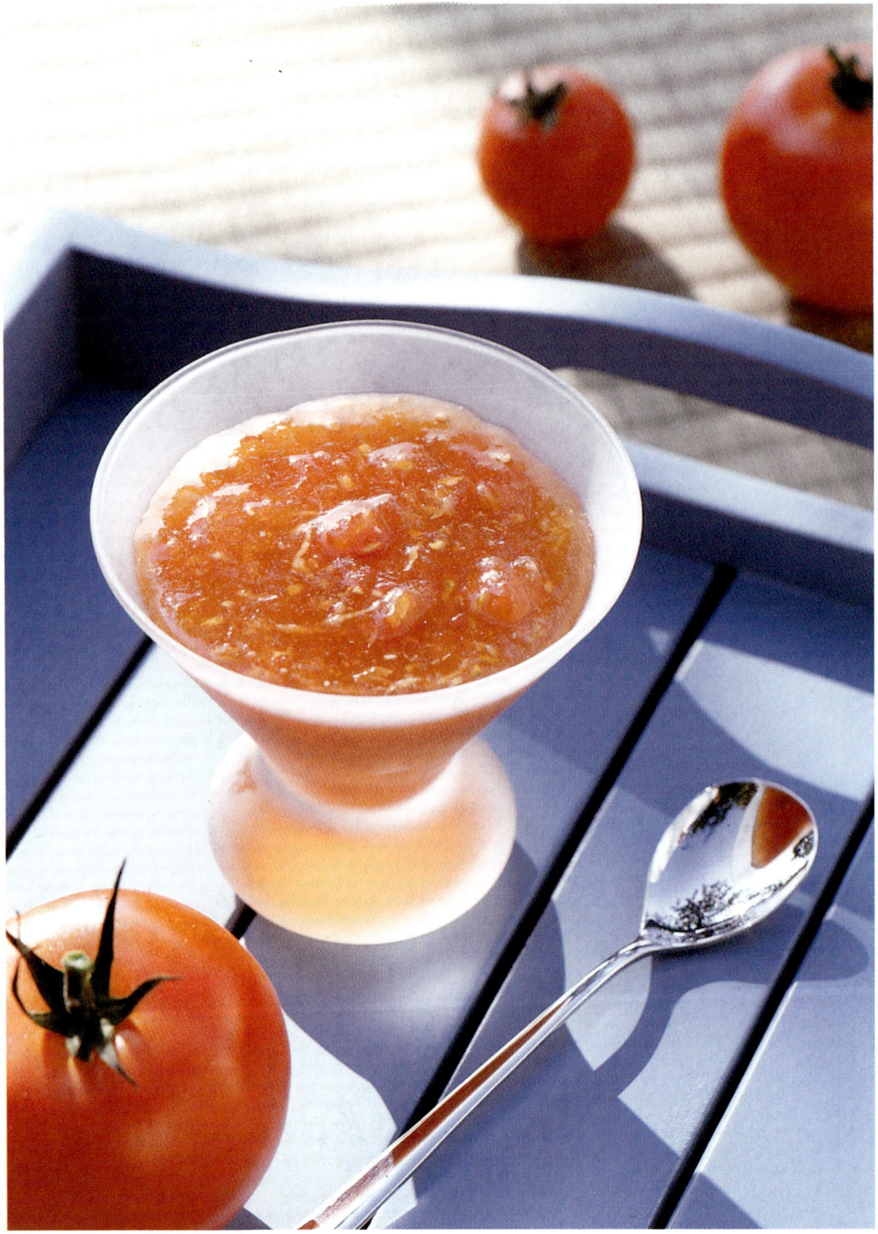

umdrehen, damit auch der Deckel keimfrei bleibt.

Variation: Zu herbem, kaum aromatischen Rhabarber und den säuerlichen Äpfeln ist Ingwer eine ausgezeichnete Ergänzung: Auf ein Kilogramm Fruchtstücke gibt man vor dem Kochen 75 Gramm frischen Ingwer (fein geraspelt) und kocht dann die Konfitüre wie auf *Seite 63* beschrieben.

Bei einer Orangen-Ingwer-Konfitüre darf der Ingwer den Orangengeschmack nicht überlagern. Zu einem Kilogramm Orangenfruchtfleisch gibt man daher nur ca. 50 Gramm fein geraspelten Ingwer. Bei diesem Rezept macht sich der Ingwer durch eine leise Hintergrundschärfe bemerkbar.

Sehr pikant schmeckt auch eine Bananen-Ingwer-Konfitüre. Hier gibt man zu einem Kilogramm Bananen und dem Saft von zwei ungespritzten Zitronen 50 Gramm fein geraspelten Ingwer und kocht die Konfitüre wie auf *Seite 63* beschrieben.

Ingwer als Aphrodisiakum

In Asien sagt man dem Ingwer auch eine aphrodisierende Wirkung nach. Mit den folgenden Rezepten können Sie dies selbst überprüfen.

Möchten Sie mal richtig sündigen? Dann ist „Schneeschmelze" genau das Richtige!

Abb. 6: Tomaten-Ingwer-Konfitüre „Capri"

Heiße Milch „Schneeschmelze"

1 Tasse	Milch
1 EL	Ingwer, fein gerieben
1 Msp	Vanillemark
1 EL	Zucker
2 Tassen	Sahne
	kandierter Ingwer zum Garnieren

Milch erwärmen, fein geriebenen Ingwer, Vanillemark und Zucker zufügen. Verrühren und kalt stellen. Sahne unterheben. Mit kandiertem Ingwer garnieren.

Gedämpfter Rotbarsch „Aphrodite" mit Frühlingszwiebeln und Ingwer

(Für 2 Personen)

1	Rotbarsch (ca. 1 kg)
1 Prise	Salz und Pfeffer
1 Stück	frischer Ingwer, ca. 10 cm
5–7	Frühlingszwiebeln
4–5 EL	Erdnuß- oder Maiskeimöl
2–3 EL	helle Sojasauce

Den Fisch im Ganzen kalt abspülen und trockentupfen. Beidseitig zwei bis drei diagonale Streifen anbringen. Den Fisch auf einer Platte in eine flache Schüssel oder einen Dämpfeinsatz legen, dann bei guter Hitze mit geschlossenem Deckel etwa acht Minuten dämpfen, bis das Fleisch weich ist. Die Platte mit dem Fisch herausnehmen und mit Küchenkrepp vorsichtig trockentupfen. Den Fisch mit dem Salz und dem Pfeffer bestreuen. Dann den Ingwer, der in ganz feine Streifen, sogenannte Silberfäden, geschnitten ist, und die Frühlingszwiebeln, in grüne und weiße Teile getrennt und ebenfalls in feine Streifen geschnitten, auf dem Fisch verteilen. Das Öl in einer kleinen Pfanne erhitzen, bis es raucht und dann vorsichtig auf das Gemüse und den Ingwer löffeln. Zuletzt die helle Sojasauce darüber träufeln und sofort servieren.

Variation: Dieses Gericht ist auch für andere Fische geeignet, zum Beispiel Kabeljau, Brasse oder Forelle.

Tip: Servieren Sie den gedämpften Rotbarsch doch einmal als Vorspeise, dann reichen die angegebenen Mengen für vier bis sechs Personen.

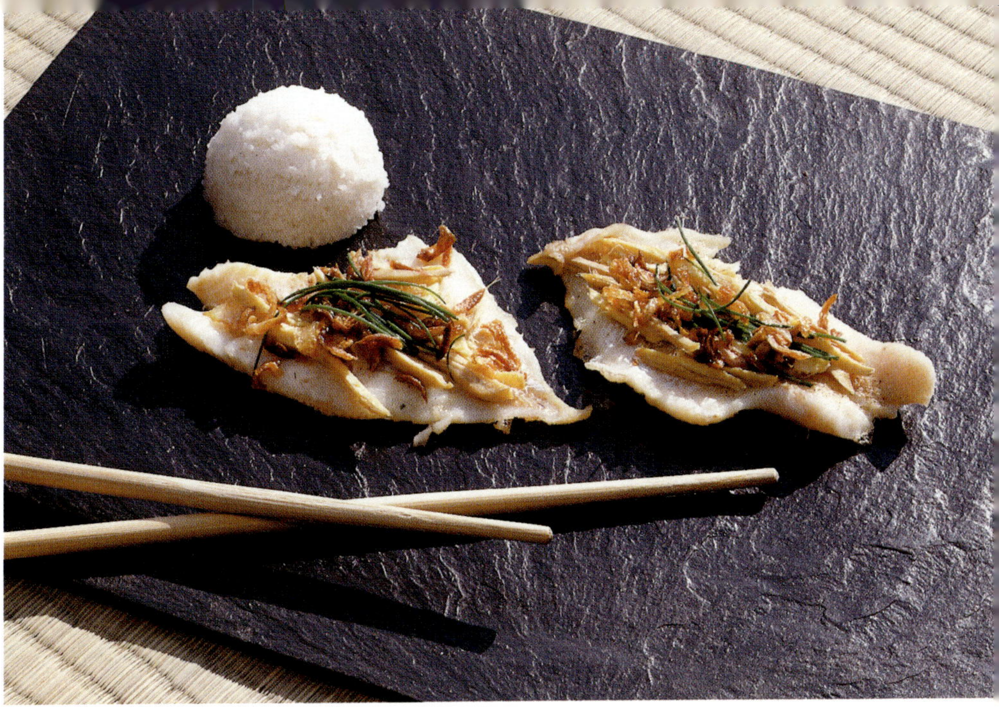

Abb. 7: Gedämpfter Rotbarsch „Aphrodite" mit Frühlingszwiebeln und Ingwer

Ölmischung „Für die Liebe"

4 Tr.	Ingweröl
2 Tr.	Rosenöl
2 Tr.	Sandelholzöl
2 Tr.	Zimtöl
2 Tr.	Jasminöl
2 Tr.	Kardamonöl

Sie müssen nicht alle Öle verwenden. Versuchen Sie immer wieder neue Mischungen und finden Sie Ihre Lieblingskomposition.

Sie können die Mischung entweder in eine Duftlampe geben oder als Badezusatz (Rezept siehe *Seite 80*) verwenden – für eine sinnliche Stimmung.

Japan: Inseln der Langlebigen

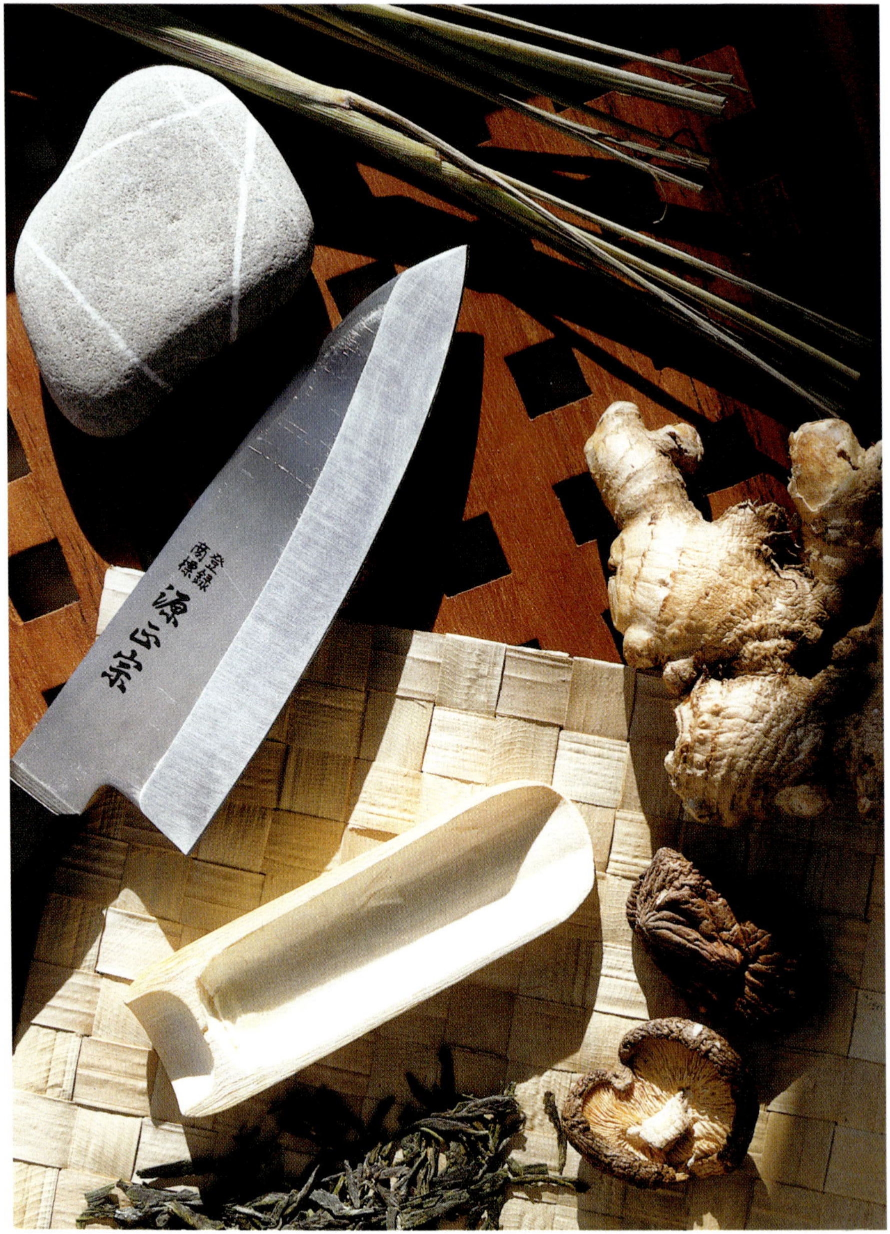

Als Inselstaat weitaus überschaubarer als die großen Kulturen, wurde in Japan im 7. Jahrhundert die Stammesgesellschaft durch einen zentralisierten Staat ersetzt, der bis heute in der Figur des Gottkaisers, des Tenno, der japanischen Gesellschaft einen äußeren Rahmen bietet. Der Übergang von der Gesellschaft der Jäger, Sammler und Bauern zur Gesellschaft der Adeligen und Bürokraten vollzog sich in relativ kurzer Zeit. Heute setzt sich die Gesellschaft vor allem aus Familien, Betriebseinheiten und der alles mit ihren Verwaltungen durchdringenden zentralen Regierung zusammen. Der Übergang vom kleinen Bauern oder Landarbeiter zum Industriearbeiter und Angestellten wurde von den Japanern in diesem Jahrhundert mit Riesenschritten vollzogen. Was wir manchmal an den Japanern so be-

Abb. 1: Die Japaner lieben Lebensmittel in ihrer Einfachheit – die Qualität ist von sehr großer Bedeutung.

wundern, ihre enorme Arbeitsleistung und Disziplin, ist vor diesem Hintergrund besser zu verstehen.

Vielleicht erklären diese raschen Übergänge auch, warum die japanische Kultur immer wieder die Rückkehr zu den Ursprüngen zum Ideal macht: Man ißt zum Beispiel rohen Fisch, wenngleich in raffinierten Zubereitungen. Auch bei rohem Gemüse kennt die japanische Küche interessante Verfeinerungen.
Der Buddhismus in seiner Vielgestaltigkeit wird in Japan vor allem als Zenbuddhismus gepflegt, der Kunst des Weglassens und der Rückkehr zu den Ursprüngen. Eine gut bestückte japanische Tee- oder Reistafel umfaßt eine Fülle roher oder in ihrer Einfachheit gerade besonders kultivierter Lebensmittel – die Qualität der Stoffe selbst ist hier von Bedeutung und wird zum Beispiel in der Teezeremonie sehr betont. Freuen wir uns heute an dem, was Japaner aus Natur und Technik zu machen verstehen, lernen wir von ihren Teeritualen und Blumengestecken, von ihren einfachen und doch raffinierten Ausrüstungen und Dekorationen.
Man kann von den Japanern lernen, wie man eine hochtechnisierte Gesellschaft so gestaltet, daß sie dem einzelnen bei bescheidenen Ansprüchen Momente der Ruhe, der Freude und Entspannung gibt. Bei uns ist „Entspannung" jedenfalls erst mit den sechziger Jahren zu einem Begriff geworden, in Japan werden Techniken der Entspannung, der Einrichtung von Zeitmarken im Alltag, einfachste Meditationen über Gärten, Tees und kleine Gedichte schon seit Jahrhunderten bis heute kultiviert.
Um herauszufinden, warum die Japaner das Volk mit der höchsten Lebenserwartung sind, flog ich, Jean Pütz, in das Land der aufgehenden Sonne. Erste Erklärungen fanden sich im Alltag und der Ernährung: Anstelle von Buden, wo Currywurst und Fritten angeboten werden, gibt es in Japan eine ganz andere „Fast-Food-Kultur". Auch heute noch stehen Meeresfrüchte auf dem täglichen Speiseplan. Überall im Lande, vor allem auch in den Business-Zentren, finden sich eine Fülle von Ständen und Restaurants, die Sushi und andere Snacks aus Meerestieren für den kleinen Imbiß zwischendurch anbieten. So schaffen es die Japaner, sich deutlich fett- und fleischärmer zu ernähren als die Menschen in den USA und Nordeuropa. Die tägliche Nahrung der Japaner enthält auch einen höheren Prozentsatz an vitamin- und ballaststoffreichem Gemüse, vor allem Algen spielen eine wichtige Rolle. Daneben aber auch die unterschiedlichsten Früchte, Knollen und Gemüse, ebenso wie Ingwer, Knoblauch und Sojasprossen und natürlich die Shiitake-Pilze. Doch hier gibt es von Region zu Region Unterschiede.

Die Hauptmahlzeit in Japan ist das Abendessen, das recht früh, so gegen 19 Uhr, eingenommen wird – und sehr gerne auswärts, vielleicht, weil die Preise erschwinglich sind. Bis auf wenige Gerichte wird alles häufig vor den Augen des Gastes frisch zubereitet. Modern ist die Sitzanordnung rund um eine Bar, traditionell nimmt man jedoch an niedrigen Eßtischen Platz, kniend auf Reismatten oder etwas bequemer im Schneidersitz. In vielen Restaurants kann man allerdings auch „normal" sitzen, denn unter dem Tisch ist oft eine Vertiefung eingelassen, die Platz für die Beine läßt, und das schätzen nicht nur Touristen.

Besonders begeistert hat uns ein Gericht, das man selbst am Tisch zubereiten kann und das in Japan als besonders gesund und schmackhaft gilt. Es besteht zunächst aus sehr viel Gemüse, darunter auch Algen, dazu Shiitake-Pilze und wer will, kann auch noch Tofu, das ist eine Art eiweißreicher Sojakäse, oder dünngeschnittene Rindfleischscheiben hinzutun. Alles dies wird in einen Topf mit brodelnder Suppe getaucht, und jeder kann sich das zubereiten, wonach ihm gerade der Sinn steht. Neben dem Nährwert ist es auch eine äußerst gesellige Art, sich zu verköstigen. Das Rezept finden Sie auf *Seite 71*.
Um speziell dem Geheimnis japanischer alter Menschen auf die Spur zu kommen, reiste ich, Jean Pütz, nach Nagoya, einer Millionenstadt zwischen Osaka und Tokio. Hier, in einem Vorort, leben die weltweit rüstigsten Zwillinge im Alter von immerhin 106 Jahren: Kin San und Gin San. Sie wurden im Jahre 1892 geboren, ihre Eltern waren Bauern, und das blieben auch die Schwe-

stern bis ins hohe Alter, denn sie hatten wiederum Bauernsöhne geheiratet. Kin bekam immerhin 11 Kinder und Gin 5. Heute haben sie beide zusammen zusätzlich noch 13 Enkel und 14 Urenkel. Als erster Europäer durfte ich mit den beiden sprechen.

Als Grund für ihr langes und aktives Leben nannten sie uns mehrere Ursachen: Als allererstes darf man das Lachen nicht vergessen und sollte stets aktiv bleiben und vor allen Dingen richtig essen. Dabei kritisierten sie, daß die Eßsitten in Japan immer ungesünder würden. Erstaunliche Erkenntnisse, aber was verstehen die beiden rüstigen Damen unter richtigem Essen? Nun, neben Gemüse sind das ihrer Meinung nach vor allen Dingen wenig Fleisch und viele Meeresfrüchte, darunter auch Seetang – japanisch heißt es konbu. Noch lieber als Algen aßen die beiden jedoch Fisch. Fisch ist für die Japaner neben Gemüse das Volksnahrungsmittel par excellence. Vielleicht ist das mit ein Grund für die längere Lebenserwartung. Japan besitzt immerhin Zehntausende Kilometer an Meeresküsten, aber leider begnügt sich das Land wie viele Industrienationen nicht mit dem Fischen vor der Haustür, sondern es unterhält die wohl größte Fischfangflotte überhaupt und ist dank rücksichtsloser Fangmethoden mitverantwortlich dafür, daß unsere Ozeane immer fischärmer werden.

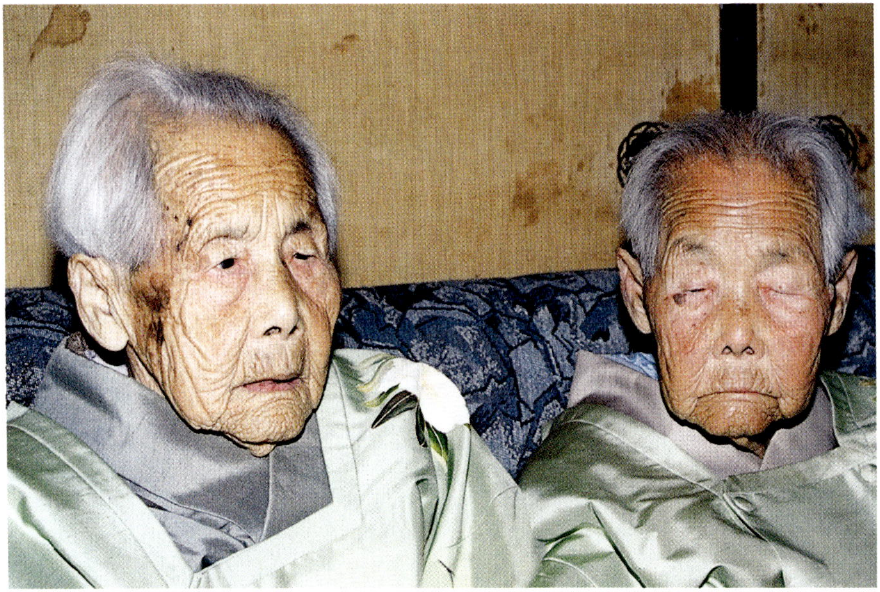

Abb. 2: Kin San und Gin San – mit 106 Jahren die ältesten Zwillinge der Welt.

Kin San sprach sich außerdem für Sushi aus, die aber nicht unbedingt Fisch beinhalten müssen, sehr gut schmecken sie auch mit Krabben oder Tintenfisch oder mit Gemüse. Wichtig ist auch, daß diese Sushis in Algenblätter eingerollt werden, das ist gesund. Das Fazit der agilen Herrschaften lautete, daß man sich nicht zu einseitig ernähren sollte – und dabei ist die japanische Küche ideal, da sie sehr vielfältig ist.

Die japanische Küche – ein kleiner Überblick

Die japanische Küche gestaltet sich sehr abwechslungsreich: Da gibt es gegrillten Aal mit Algenauflage, gekochte Austern, Jakobsmuscheln und Krabben, garniert mit Petersilie und Algen, Hacksteak, jedoch mit Reis, Sushi eingepackt in Algen, eine Fischpastete mit Nudeln und Algen und einen Pilzteller mit speziellen Nori-Algen.
Kurzum: Algen scheinen offenbar eine unentbehrliche Zutat zu sein, hinzu kommen Reis oder Süßkartoffeln und sogenanntes Konjaku, hergestellt aus der Konjac-Knolle, die viel lösliche Ballaststoffe enthält. Die Hobbythek hat diesen Ballaststoff aus der Konjac-Knolle übrigens schon vor einigen Jahren entdeckt. Sie können ihn unter dem Namen **Konjac-Konzentrat** oder **Konjacmehl** in den Läden erwerben, die im *Bezugsquellenverzeichnis* aufgeführt

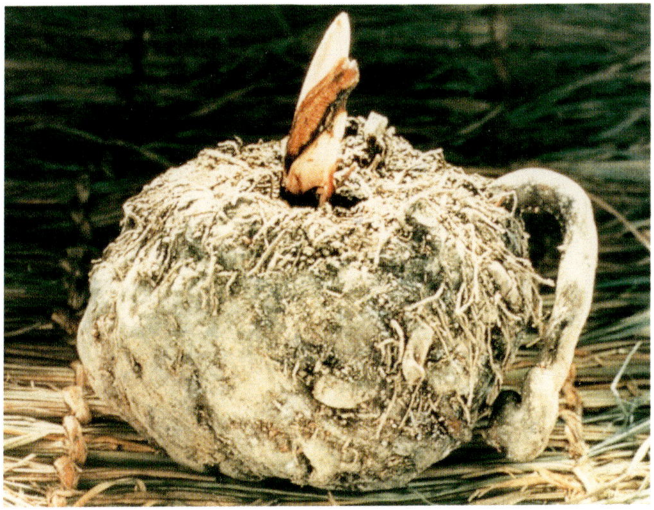

Abb. 3: Konjac-Knolle (Amorphophallus konjac) mit Trieb.

sind. Dieser Ballaststoff läßt sich problemlos in Getränke, Suppen oder Joghurt einrühren.

Das Algenmuseum

Die Bedeutung der Algen wird auch dadurch deutlich, daß es sogar ein Algenmuseum, Konbukan genannt, gibt. Es befindet sich auf der nördlich gelegenen Insel Hokkaido in der Hafenstadt Hakodate. Heutzutage findet das Museum allerdings bei der Jugend weniger Beachtung als bei den älteren Herrschaften. Sie sind auch die eifrigsten Besucher des angeschlossenen Supermarkts, in dem ausschließlich Algenprodukte angeboten werden und mit dem sich das Museum weitgehend finanziert. Das Angebot macht es den japanischen Hausfrauen und Köchen leicht, das Meeresgemüse einzusetzen, denn sie werden größtenteils als getrocknete Fertigprodukte angeboten. Die schmecken übrigens teilweise überhaupt nicht fischig, ja, man gewinnt daraus sogar hier sehr beliebte Erfrischungsgetränke, Algenbonbons, süße und salzige Snacks oder Beilagen, die im Nu zubereitet sind.

Dem Museum ist eine kleine Fabrik angeschlossen, wo jedermann durch Fenster beobachten kann, wie moderne Algenprodukte entstehen. Früher mußten die Algen von Hand mit scharfer Klinge abgeschabt werden. Heute machen das Maschinen: Ein zentnerschwerer Block aus getrockneten und zusammengepreßten Algen wird in den Automaten gespannt, um dann scheibchenweise abgeschabt zu werden. Es sind hauchdünne Blätter von maximal 400stel Millimeter Dicke.
Im nächsten Arbeitsprozeß werden sie von Hand übereinander gelegt. Die einzelnen Algenfolien werden in einer Mangel unter Druck und Hitze zu einem Endlosband zusammengeklebt, das von Natur aus darin enthaltene Alginat ist ein vorzüglicher Klebstoff. Gleichzeitig können auch Aromastoffe wie zum Beispiel Sojasauce aufgeträufelt werden. Nach dem Zuschneiden entstehen schmackhafte Algenblättchen, die bei Japanern als Zwischenmahlzeit sehr beliebt sind. Während bei uns den Kindern Bonbons und Kartoffelchips zum Naschen gereicht werden, erhält der japanische Nachwuchs solche erheblich gesünderen Algenprodukte.

Was sagt die Wissenschaft dazu?

Prof. Suzuki beschäftigt sich seit langer Zeit mit vergleichender Ernährungsforschung weltweit. Daß Japaner eine solch hohe Lebenserwartung haben, liegt seiner Meinung nach nicht nur an erblichen Einflüssen, sondern vor allem an der Ernährung. Japaner, die in der zweiten und dritten Generation in den USA leben und sich den dortigen Eßgewohnheiten angepaßt haben, sterben nämlich im Durchschnitt früher. Entscheidend dabei ist, daß sie wie auch Amerikaner und Europäer häufiger unter Gefäßkrankheiten leiden, was unter anderem zu einem erheblich höheren Herzinfarktrisiko führt. Ein wichtiger

Punkt, der auf die Ernährung hinweist, ist auch, daß Japaner viel seltener an Darmkrebs erkranken als Europäer und US-Amerikaner.

Prof. Suzuki beobachtet mit Sorge, daß sich die Eßkultur der jungen Japaner immer mehr am amerikanischen Vorbild orientiert: viel Fleisch und tierische Fette. Demgegenüber bezieht der Normaljapaner seinen Eiweiß- und Fettbedarf aus Meeresfrüchten und den darin enthaltenen Fischölen. Diese besitzen einen hohen Anteil an der mehrfach ungesättigten Eicosapentaensäure (EPA), einer Omega-3-Fettsäure. Sie senkt nachweislich den Cholesterinspiegel im Blut und schützt so vor Arterienverkalkung und Herzinfarkt.
Prof. Suzuki selbst ißt täglich Nori-Algen und mindestens zweimal pro Woche Kombu, denn zumindest im Reagenzglas ist bewiesen, daß Inhaltsstoffe dieser Algen Krebs verhüten könnten: Einen außergewöhnlichen Algenextrakt stellt die japanische Firma Takara her. Die Firma, die auf Getränke aller Art spezialisiert ist, betreibt erst neuerdings intensive biotechnologische Forschung, unter anderem untersucht sie die Eigenschaften von löslichen Ballaststoffen in den Algen. So sind die Forscher auf die krebszellenbeeinflussende Eigenschaft der Substanz DHCP gestoßen.
In einem modernen Lagerhaus wird der getrocknete Tang, genauer gesagt Kombu, bei genau 7 °C und 40 Prozent Luftfeuchte aufbewahrt. Als Kombu bezeichnet man verschiedene Arten der Braunalgengattung *Laminaria*, die besonders viel Jod und lebenswichtige Mineralien sowie Vitamine enthalten.
Über 100 Tonnen warten hier auf die Verarbeitung. Wichtig ist ein langsames Auskochen bei 95 °C, auf diese Weise entsteht eine neue Substanz, abgekürzt DHCP, die Krebszellen bremsen soll. Versuche im Reagenzglas haben dies bewiesen. Der Tang wird in einem Kessel abgekocht, dazu muß er zuvor gemahlen werden. Danach werden die Wirkstoffe in einer Zentrifuge grob konzentriert. Im nächsten Arbeitsgang folgt dann eine Filtration durch über 50 einzelne Filterstufen. Aber selbst dies reicht noch nicht aus, jetzt muß noch ein Ultrafiltrationsprozeß über Ultrafiltermodule, die auch in der Medizin, zum Beispiel bei der Dialyse, eingesetzt werden, nachgeschaltet werden. Heraus kommt eine extraktreiche Flüssigkeit, der das Wasser aber noch gänzlich entzogen werden kann. Diese Flüssigkeit kostet immerhin zwischen 7 und 8 DM pro Fläschchen und schmeckt – um es fein auszudrücken – nicht besonders.

Inzwischen liegen zahlreiche wissenschaftliche Studien vor, die sich mit den gesundheitlichen Wirkungen von Algen beschäftigen: Japaner erkranken viel seltener an Herz-Kreislauf-Erkrankungen, wie Arteriosklerose, Herzinfarkt, Schlaganfall, und Krebs als Bewohner anderer hochindustrialisierter Staaten. Japaner haben statistisch signifikant weniger Probleme mit Übergewicht und Fettleibigkeit und sie haben auffällig häufig eine schöne Haut und gesundes kräftiges Haar. Rezepte für Küche und Kosmetik finden Sie ab *Seite 75*.

Jeans Lieblingsrezepte aus Japan

Japanische Pizza „Okonomiyaki"
(Für 1 Person)

Für den Teig:

150 g	Mehl
1	Ei
1 Prise	Salz
¼ l	Wasser
2 Blatt	Weißkohl, feingeschnitten, oder 4 EL Sauerkraut
3 EL	Krabben (frisch oder TK)
	Sonnenblumenöl zum Braten

Verrühren Sie Mehl, Ei und Salz mit soviel Wasser, daß ein zähflüssiger Teig entsteht. Nun fügen Sie den Weißkohl – oder alternativ das Sauerkraut – und die Krabben hinzu. Am besten schmecken natürlich die echten Nordseekrabben. Erhitzen Sie Sonnenblumenöl in einer Pfanne, geben Sie den Teig hinein und braten ihn in fünf bis zehn Minuten bei mittlerer Hitze goldbraun aus.

Für die Tonkatsu-Sauce:

90 ml	Tomatenmark
10 ml	Worcestersauce
20 g	Zucker oder 1 Msp. Konfilight HT
	Schinken, Speck oder Krabben

Vermischen Sie das Tomatenmark mit der Worcestersauce und Zucker. Bestreichen Sie den gebackenen Teig damit. Zum Schluß können Sie noch gebratenen Schinken, Speck oder Krabben darüber verteilen.

Für das folgende „Tempura" brauchen Sie ein Fleisch-Fondue-Set oder einen japanischen Tischkocher mit heißem Fett, außerdem Fonduegabeln.

Tempura Soba
(Für 4 Personen)

evtl. 160 ml	süßer Reiswein
1,5 l	Dashi-Brühe (siehe *rechts*) oder Wasser
100 ml	Sojasauce
2 Stangen	Lauch
1 Blatt	getrocknete Kombu- oder Nori-Algen
8	ungeschälte Garnelen ohne Kopf
100 ml	Eiswasser
1	Ei
50 g	Weizenmehl
1 l	Pflanzenöl zum Ausbacken
500 g	Soba-Nudeln

Reiswein in einen Topf geben und kurz aufkochen, Dashi-Brühe dazugeben und einige Minuten weiter kochen lassen. Den Schaum abheben und die Sojasauce einrühren, die Brühe warm stellen. Lauch waschen und in feine Ringe schneiden. Nori in der Pfanne kurz anrösten und in Streifen schneiden. Garnelen aus der Schale lösen. Das eiskalte Wasser mit dem Ei verrühren und dann das Mehl mit einem Schneebesen unterschlagen. Öl erhitzen, bis an einem ins heiße Öl getauchte Holzstäbchen kleine Bläschen aufsteigen. Die Garnelen erst in etwas Mehl wenden und dann in den Teig tauchen. Eine Minute kurz hellbraun backen. Mit einer Schaumkelle wieder herausheben und auf Küchenkrepp entfetten lassen. Nudeln kochen, bis sie weich sind, abgießen und mit kaltem Wasser abschrecken. Nudeln auf vier Suppenschalen verteilen, mit der Brühe auffüllen und zuletzt jeweils zwei fritierte Garnelen dazugeben. Zum Schluß mit Lauch und Nori-Streifen garnieren.

Tip: Auf diese Weise können Sie auch dünne Rindfleischstreifen oder Gemüse fritieren: Putzen, kurz blanchieren oder dünsten, in den Teig tauchen und backen. Ein Fondue auf japanische Art.

Jetzt das Rezept für die beliebte Grundlage für feine Brühen und Saucen:

Dashi-Brühe

1 Stück	Kombu-Alge, ca. 20×20 cm
1 l	Wasser
6 TL	getr. Bonitoflocken „Hana-Katsuo"

Die Kombu-Alge vorsichtig trocken abwischen, aber nicht waschen und in einem Liter Wasser langsam bei niedriger Hitze im offenen Topf zum Sieden bringen. Dann die Alge aus dem Wasser herausnehmen und die Bonitoflocken in der Brühe weiter kochen lassen. Wenn die Bonitoflocken nach etwa zwei Minuten auf den Boden des Topfes gesunken sind, die Brühe durch ein Tuch gießen, im Kühlschrank aufbewahren oder einfrieren.

海菜

Algen: Heilkräfte aus dem Wasser

Blaualgen und Bakterien gehörten zu den ersten Organismen auf dieser Erde, von den Vorfahren der Algen gibt es Fossilien, die rund 3,2 Milliarden Jahre alt sind. Kaum eine Pflanzengruppe ist so vielgestaltig wie die der Algen. Ihre Erscheinungsformen reichen vom winzigen Einzeller bis zu mächtigen Großtangen. Algen wachsen hauptsächlich im Meer, aber auch im Süßwasser und manchmal sogar an Land. Für ihre Vermehrung und ihr Wachstum entziehen die Algen Nährstoffe aus der Flüssigkeit, die sie umgibt. Der Vorrat an Algen scheint unbegrenzt. Bekanntlich sind rund 70 Prozent der Erde mit Wasser bedeckt und dementsprechend entfällt dreiviertel des jährlichen Pflanzenwachstums auf die Wasserpflanzen, in erster Linie Algen. Aus diesem Wissen entstand in den sechziger Jahren die Phantasie, die Welternährung durch Algen zu sichern. In den letzten Jahren ist es um diese Pläne jedoch etwas ruhiger geworden, wahrscheinlich einfach deshalb, weil für viele Menschen ein Essen aus Algen nicht das ist, was sie sich wünschen.

Die Algengruppen sind nach ihren typischen Farben benannt:

Blaualgen (*Cyanophyceae*)
Die meisten Blaualgen sind mikroskopisch kleine Einzeller und leben im Süßwasser. Sie enthalten im Gegensatz zu den meisten Meeresalgen so gut wie kein Jod, stehen den Großalgen aus dem Ozean jedoch sonst an wertvollen Inhaltsstoffen wie Eiweißen kaum nach. Auf dem Markt sind sie als Nahrungsergänzungsmittel in Pulver- oder Tablettenform erhältlich. Man nennt die Blaualgen auch Mikroalgen. Eine bekannte und bewährte im Handel erhältliche Sorte ist *Spirulina*.

Grünalgen (*Chlorophyceae*)
Auch Grünalgen enthalten wertvolle Mineralien, Spurenelemente und Vitamine. Sie sind ein- oder mehrzellig und haben eine Durchschnittsgröße von 10 bis 15 Zentimetern. Grünalgen bilden oft Kolonien. Es sind vor allem Meeresalgen, die sich besonders an felsigen Küstenabschnitten ansiedeln, zum Beispiel die Gattung *Ulva*, die man unter dem Namen Meeressalat im Handel findet. Eine einzellige grüne Alge aus dem Süßwasser ist *Chlorella*, die in Pulver- und Tablettenform erhältlich ist.

Braunalgen (*Phaeophyceae*)
Die Braunalgen haben als Lebensmittel in Asien die größte Bedeutung. Sie siedeln fast ausschließlich im Meer. Alle Braunalgen sind Mehrzeller, sie werden deshalb auch Makroalgen genannt. Viele Braunalgen können in ihren Zellen das Jod des Seewassers konzentrieren. Die bekanntesten sind die *Fucus*- und die *Laminaria*-Arten.

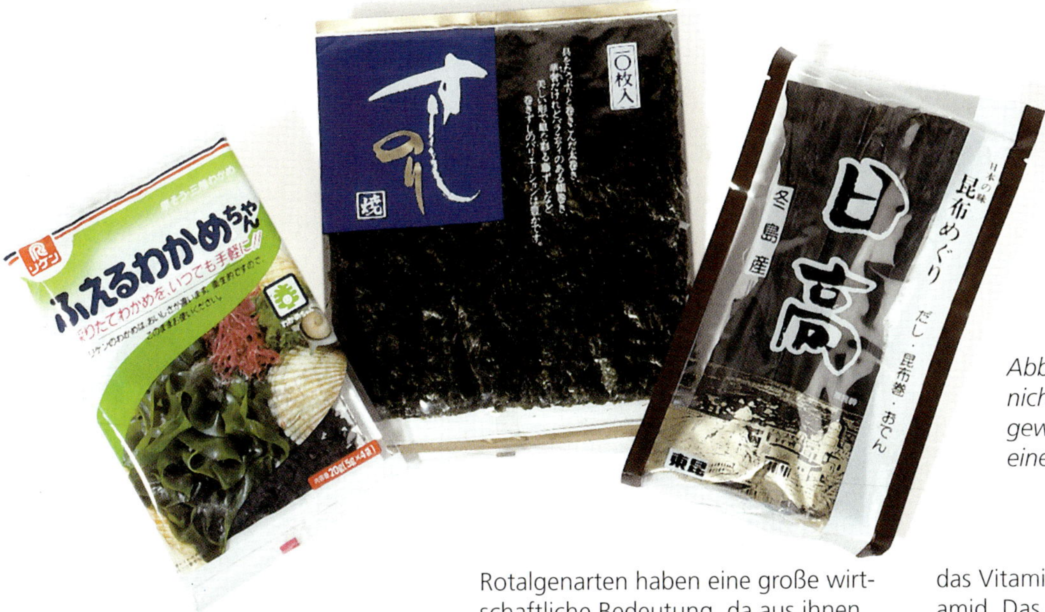

Abb. 1: Da wir Mitteleuropäer nicht an den Verzehr von Algen gewöhnt sind, sollten wir mit einer geringen Dosis beginnen.

Manche Braunalgen enthalten Alginsäure, diese bindet im menschlichen Körper Giftstoffe, die anschließend ausgeschieden werden können.

Algen spielen in der japanischen Küche eine große Rolle (siehe *Seite 68 f.*). Die Hauptarten, die verwendet werden, sind Kombu (*Laminaria*-Arten), Wakame (*Undaria pinnatifida*) und Nori (*Porphyra*-Arten). In Europa werden diese Braunalgen fast ausschließlich getrocknet angeboten.

Rotalgen (*Rhodophyceae*)
Rotalgen bevorzugen felsige Küstenabschnitte und leben bis in eine Tiefe von 250 Meter. Rotalgen sind sogenannte Gesteinsbildner und festigen in tropischen Meeren die Korallenriffe. Einige Rotalgenarten haben eine große wirtschaftliche Bedeutung, da aus ihnen natürliche Geliermittel wie zum Beispiel Agar-Agar hergestellt werden.

Wertvolle Inhaltsstoffe der Algen

Algen sind für den Bedarf des modernen Menschen geradezu ideal zusammengesetzt. Sie gehören zu den Gemüsearten mit der höchsten Nährstoffdichte. Sie sind äußerst kalorienarm und haben pro 100 Gramm nur 35 kcal und 2,1 Gramm Kohlenhydrate. Dafür enthalten sie 5,6 Gramm Eiweiß. Eine Portion aufgeweichte Algen von 100 Gramm deckt große Teile des Tagesbedarfs an Magnesium, Mangan, Jod, Eisen, Kupfer und Calcium. Bei den Vitaminen fällt der hohe Folsäuregehalt auf. Algen enthalten darüber hinaus das Vitamin B_1 und B_2 sowie Nikotinamid. Das in den Braunalgen gespeicherte Fucoidan kann, wie Untersuchungen zeigen, die Immunabwehr stärken. Fucoidan schützt die Algen, die hauptsächlich die Gezeitenzone besiedeln, bei Ebbe vor dem Austrocknen.

Fit und gesund durch Algen

Kombu senkt vor allem den Blutdruck und das Cholesterin. Vermutlich binden bestimmte Inhaltsstoffe der Algen das Cholesterin im Darm, so daß es nicht mehr resorbiert werden kann. Eine hemmende Wirkung auf die Vermehrung von Bakterien hat Nori. Wakame dagegen verdünnt das Blut und ist dabei doppelt so wirksam wie Heparin. Durch Algen wird unserem Körper reichlich das Antistreßmineral Magnesium sowie Jod zugeführt, um die Schilddrüsenfunktion und damit unsere Stoffwechselaktivität zu verbessern. Folsäure ist wichtig für den Bau der Nukleinsäuren und für die Produktion der roten Blutkörperchen. Sie unterstützt außerdem den Stoffwechsel von Serotonin, einem Nervenbotenstoff mit beruhigender Wirkung. Das Nikotinamid sorgt ebenfalls für seelische Ausgeglichenheit. Vielleicht ist die vielgerühmte Abgeklärtheit der Menschen in Asien auch zum Teil auf ihre Ernährung zurückzuführen. *Laminaria* oder Kombu, die in Japan am häufigsten als Salat oder Gemüse verzehrte Meeresalge, ist vermutlich dafür verantwortlich, daß japanische Frauen weniger an Brustkrebs erkranken als in den USA oder England. In ländlichen Gebieten oder an den Küsten, wo der Verzehr noch höher ist als in den Städten, ist Brustkrebs noch seltener. Experimentell konnte bestätigt werden: Algen können wahrscheinlich sowohl den Ausbruch der Erkrankung hemmen als auch bei ausgebrochenem Brustkrebs den Krankheitsverlauf mildern. Dies wird auf den Inhaltsstoff Fucoidan zurückgeführt.

Doch es gibt auch Nachrichten, die diese eindrucksvolle Übersicht trüben. Bei einer Untersuchung der Zeitschrift „Öko-Test" fand ein Wuppertaler Labor in Nahrungsmitteln aus Algen extrem hohe Jodwerte sowie giftiges Cadmium und Arsen, die der Gesundheit schaden können. Genannt wurden die Qualitäten Lima Kombu, Lima Dulse, Nori, Japanische rote Meeresalgen und Spirulina.

Dazu muß man sagen, daß wir Mitteleuropäer an den Verzehr von Algen nicht gewöhnt sind und schon deshalb nur vorsichtig mit diesem Lebensmittel umgehen sollten. Aber bereits durch den Genuß kleiner Mengen kann man die vielen Vorteile des Meeresgemüse nutzen – ohne Risiko.

Die ebenfalls in den Algen enthaltenen Mineralien Magnesium, Calcium, Eisen und Kupfer verhindern zudem, daß die Schwermetalle aus dem Darm aufgenommen werden.

Der hohe Jodgehalt bezieht sich vor allem auf die Trockengemüse. Zum Verzehr werden diese eingeweicht und entwickeln dann ein Vielfaches ihrer Ausgangsgröße. In dieser zum Verzehr vorbereiteten Form ist der Jodgehalt wesentlich niedriger als in der Trockenmasse. Deutschland ist ein Jodmangelgebiet, deshalb kann die Aufnahme von mehr Jod durch Algen nur erwünscht sein. Aber auch hier ist es eine Frage der Dosis. Die Japaner sind an eine regelmäßige Aufnahme der typischen Inhaltsstoffe von Fisch und Algen gewöhnt, vor allem auch an Jod. Wenn wir Mitteleuropäer uns dieser gesunden Ernährung zuwenden, dann sollten wir dies mit großer Vorsicht tun, indem wir nur kleine Mengen zu uns nehmen. Vor allem Menschen mit Schilddrüsenproblemen und Bluthochdruck sollten ihre Jodzufuhr nicht ohne ein Gespräch mit dem Hausarzt erhöhen. Wer trotz der möglichen Jod-Probleme nicht auf die anderen wertvollen Inhaltsstoffe der Algen verzichten möchte, kann auf die Süßwasseralgen ausweichen.

Sie enthalten kaum Jod und wirken durch die Linolsäure dem Bluthochdruck sogar entgegen. Mikroalgen wie *Spirulina* und *Chlorella* kann man in Form von Tabletten oder in Pulverform als Nahrungsergänzungsmittel kaufen. Leider sind nicht immer alle Qualitäten gleich gut. Kaufen Sie deshalb zunächst nur eine kleine Menge Mikroalgen oder, noch besser, lassen Sie sich eine Probepackung geben. Pulverisieren Sie die Mikroalgentabletten in einem Mörser und verrühren Sie das Pulver mit etwas Wasser in einem Glasschälchen. Das lose Pulver läßt sich direkt verrühren. Lassen Sie die Mischung über Nacht offen stehen. Der Geruchstest am nächsten Morgen bringt es an den Tag: qualitativ hochwertige Mikroalgen riechen frisch, mindere Qualitäten entwickeln schon nach ein paar Stunden einen unangenehmen bis fauligen Geruch!

Algen-Rezepte für Einsteiger

Mit kleinen Mengen Algen anzufangen, ist ganz leicht möglich, denn die meisten Algen sind vor allem erst einmal ein köstliches Gewürz, das schon in kleinen Mengen den Gerichten einen ganz besonderen Geschmack gibt, der im wahrsten Sinne des Wortes nach „Mee(h)r“ schmeckt.

Gerichte mit Algen

Algenbutter

Hierzu ist jede Algenart geeignet. Ideal ist es, wenn sie in Flockenform angeboten wird, dann läßt sie sich am einfachsten in die zimmerwarme Butter kneten. Portionswürfel formen und tiefgefrieren. So hat man jederzeit ein Stückchen Algenbutter parat, um sie zum Schluß auf Kurzgebratenem oder Fischfilet schmelzen zu lassen.

Algen als Gewürz

Kleine Mengen Algen verleihen als Gewürz einer Menge Gerichte eine ganz besondere Meeresnote, gleichzeitig stellen sie eine hübsche Dekoration dar. Jede Sorte ist geeignet, die Algen müssen aber vorher meist eingeweicht und wenn nötig zerkleinert werden.

Mikroalgen wie *Spirulina* und *Chlorella* in Pulverform können einfach nach Geschmack mit den anderen Zutaten der Gerichte verarbeitet werden. Sie passen zu vielen Speisen und sind relativ geschmacksneutral. Am besten rührt man das sehr feine Pulver immer erst mit etwas Wasser an. Die Farbwirkung kann manchmal etwas gewöhnungsbedürftig sein, aber oft ist die grüne Farbe auch ausgesprochen attraktiv, zum Beispiel bei Saucen und Dips. Mikroalgen sind hitzeempfindlich, deshalb am besten nur in kalten Speisen verarbeiten oder das Pulver erst zum Schluß über das fertige Gericht streuen.
Mit Algen lassen sich besonders Salate, Reis-, Hirse-, Kartoffel- und Eiergerichte sowie gratinierte Speisen würzig verfeinern. Im Sauerkraut können sie sogar die Wacholderbeeren ersetzen.

Gemüsesuppe mit Tofu „Kleines Meer“

(Für 2 Personen)

2 Stück	Wakame
1	kl. Zucchini
2	Möhren
100 g	Tofu (Reformhaus)
	Olivenöl zum Anbraten
1	Knoblauchzehe, gehackt
½ l	Gemüsebrühe
1 EL	Zitronensaft
	Pfeffer, Curry, japanische Sojasauce, Ingwerpulver

Wakame zehn Minuten einweichen. Zucchini und Möhren in kleine Würfel schneiden. Tofu würfeln und in Olivenöl mit Knoblauch anbraten. Tofu herausnehmen, Gemüse im selben Fett andünsten und mit der Gemüsebrühe ablöschen. Zitronensaft hinzufügen und alles ca. fünf Minuten köcheln lassen, bis die Karotten bißfest sind. Mit Pfeffer, Curry, Sojasauce und Ingwer würzen. Tofuwürfel in die Suppe geben, Algen kleinschneiden und erst zum Schluß kurz vor dem Servieren einstreuen. Eine leckere Gemüsesuppe mit intensivem Meergeschmack.

Sushi selbstgerollt

(Für 4 Personen)

150 g	frisches Thunfischfilet
1	kl. Salatgurke
1	kl. Zucchini
3	Mohrrüben
1	Rettich
6 Blätter	Nori
500 g	kalifornischer Rundkornreis
45 ml	Reisessig
1 TL	Salz
4 TL	Zucker
1 Spritzer	Sojasauce
2 TL	Wasabi (grüner Meerrettich)
150 g	süß-sauer eingelegter Ingwer

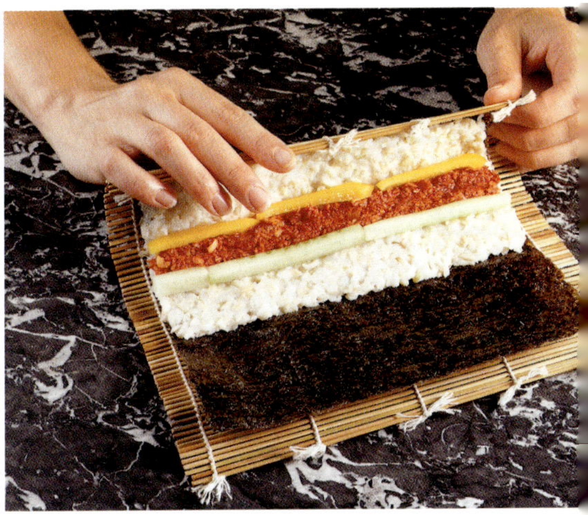

Abb. 2: Mit Hilfe einer Bambusmatte geht das Rollen der Sushi am einfachsten.

Den rohen Thunfisch in ein Zentimeter breite und vier Zentimeter lange Streifen schneiden. Die Gemüse waschen, schälen und das Fruchtfleisch in einen halben Zentimeter breite Streifen der gleichen Länge schneiden. Nori-Blätter der Breite nach mit einer Küchenschere halbieren.

Sushi-Reis zubereiten: Dazu den Reis mehrfach waschen, bis das Wasser klar abläuft, dann mit einem halben Liter Wasser zum Kochen bringen. Bei ganz kleiner Hitze 20 Minuten quellen lassen. Zwischen Topf und Deckel ein Küchentuch legen, damit der Wasserdampf aufgesogen werden kann. Dann Reisessig, Salz, Zucker und Sojasauce in einem offenen Topf aufkochen lassen und so lange rühren, bis sich der Zucker aufgelöst hat. Die Flüssigkeit abkühlen lassen und vorsichtig unter den Reis heben.

Ein halbes Nori-Blatt auf eine Bambusmatte legen und einen halben Zentimeter dick mit dem fertigen Sushi-Reis bedecken. An einem Ende einen Zentimeter frei lassen.

In der Mitte von rechts nach links vorsichtig mit dem Finger Wasabi aufstreichen. Darauf entweder drei bis fünf Gemüsestifte oder einen Thunfischstreifen legen. Dann mit Hilfe des Bambussets mit dem Aufrollen am mit Reis bedeckten Ende beginnen. Die Sushi leicht zusammenpressen. Mit einem sehr scharfen Messer, zum Beispiel einem Japanmesser aus Asienläden, aus den Rollen sechs gleich große Stücke

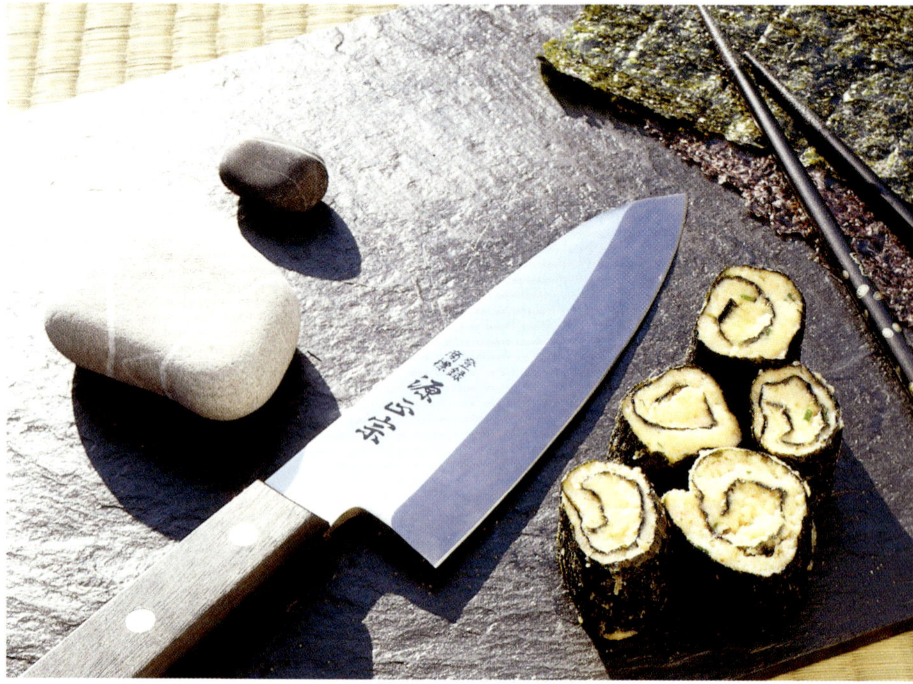

Abb. 3: Nori-Garnelen-Röllchen

schneiden. Man kann die Schnitte schräg oder gerade setzen. Die Sushi mit dem eingelegten Ingwer und Sojasauce servieren.

Variationen für die Füllung: Das Thunfischfilet und die Gemüse als Füllung lassen sich vielfältig variieren. Hier nur einige Anregungen: Nehmen Sie statt Thunfisch doch einmal Schellfischfilet, gekochte Krabben, geräucherte Forellen oder marinierte Sardellen.

Anstelle des im Rezept aufgeführten Gemüses können Sie auch grüne Bohnen, Brokkoli, beides blanchiert, oder Fenchel, Kohlrabi, Mangold, Paprika, Porree bzw. Lauch, Staudensellerie, alle roh oder blanchiert, verwenden.

Nori-Garnelen-Röllchen

(Für 4 Personen)

500 g	ungeschälte Garnelen
300 g	Mayonnaise
3	Frühlingszwiebeln
5 Blätter	Nori
1 l	Pflanzenöl zum Fritieren
4 EL	Weizenmehl
	Sojasauce

Garnelenschale von der Bauchseite her aufbrechen und Schale entfernen. Dann den Rücken leicht anritzen und den schwarzen Darm herausziehen. Garnelen kleinschneiden und grob hacken, eventuell mit einem Pürierstab pürieren, und mit der Mayonnaise vermischen. Frühlingszwiebeln in feine Streifen schneiden.
Ein Nori-Blatt auf ein Bambus-Set legen und zuerst ein Fünftel der Garnelenmasse darauf verstreichen. Dann die Frühlingszwiebeln darüber verteilen. Mit Hilfe der Bambusmatte aufrollen (siehe Abb. 2 auf *Seite 75*). Vorgang wiederholen, bis alle Nori-Röllchen fertig sind. Öl in einem Topf erhitzen, bis an dem hineingetauchten Holzstäbchen Bläschen aufsteigen oder Friteuse auf 180 °C bringen. Die Röllchen kurz in etwas Mehl wälzen und etwa zwei Minuten fritieren. Auf Küchenpapier entfetten lassen und dann mit einem scharfen Messer in sechs Stücke schneiden. Mit Sojasauce servieren.

Spaghetti mit Nori „Kleine Meerjungfrau"
(Für 4 Personen)

250 g	Spaghetti
3	Knoblauchzehen
	Olivenöl
1 Blatt	Nori
1	getr. Chilischote
	frische Kräuter, z. B. Schnittlauch, Petersilie
	Parmesan zum Würzen

Spaghetti bißfest kochen. Knoblauchzehen abziehen und kleinschneiden, in Olivenöl anbraten. Algenblatt mit der Küchenschere in Streifen schneiden, mit der zerkleinerten Chilischote und den Kräutern in das Öl geben, kurz anbraten lassen. Spaghetti abschütten, Ölsauce darübergießen, mit etwas Parmesan würzen.
Ein schnelles, ganz einfaches, aber doch besonderes Spaghetti-Gericht.

„Versteckte Meeresfrüchte"
(Für 2 Personen)

5 g	Wakame
50 g	Zwiebeln
100 g	Lauch
3	Knoblauchzehen
	Olivenöl zum Dünsten
400 g	Kabeljau- oder Rotbarschfilet
1 Glas	Weißwein
1 Becher	Crème fraîche
1	Eigelb
	Salz, Pfeffer, Curry
1 Msp.	Ingwerpulver
250 g	Blätterteig (TK)
1	Eigelb zum Bestreichen

Wakame etwa zehn Minuten in lauwarmem Wasser quellen lassen. Zwiebeln, Lauch und Knoblauch kleinschneiden, in Olivenöl anbräunen. Fischfilet zerkleinern, zum Gemüse geben und eine Minute mitdünsten lassen, danach die zerkleinerten Algen dazugeben. Das Ganze mit Weißwein ablöschen, Crème fraîche unterrühren und wenige Minuten einkochen. Eigelb dazugeben und würzen.
Blätterteig ausrollen und in sechs gleich große Stücke schneiden. Die Blätterteigstücke mit der Fischmischung füllen, Ränder mit Wasser anfeuchten und zusammenfalten. Die Teigtaschen mit Eigelb bestreichen (evtl. Teigränder mit einem Messer leicht einritzen). Bei 200 °C etwa 20 Minuten backen.
Ein abwechslungsreiches Fischgericht. Je nach Größe der Blätterteigstücke als Häppchen, Vorspeise oder Beilage zu servieren.

Fischtopf „Feuer und Wasser"
(Für 2 Personen)

125 g	Vollkornreis
400 g	Fischfilet, z. B. Rotbarsch
	Saft von 1 Zitrone
	Salz, Pfeffer, Paprikapulver
5 g	Wakame
	Olivenöl
1	kl. Zwiebel
2	Knoblauchzehen
1 EL	Currypulver
1 TL	frisch geriebener Ingwer oder Ingwerpulver
3	kl. getr. Chilischoten
100 ml	Weißwein
200 g	Crème fraîche oder Sahne
1 Spritzer	japanische Sojasauce
2	Paprika, gewürfelt

Reis nach Packungsanweisung kochen. Fischfilet in Würfel schneiden, mit Zitronensaft beträufeln und mit Salz, Pfeffer und Paprika würzen. Wakame ca. zehn Minuten in etwas Wasser einweichen, das Olivenöl in einer Pfanne erhitzen, Zwiebel und Knoblauch kleinschneiden und anbraten, mit Curry, Ingwer und

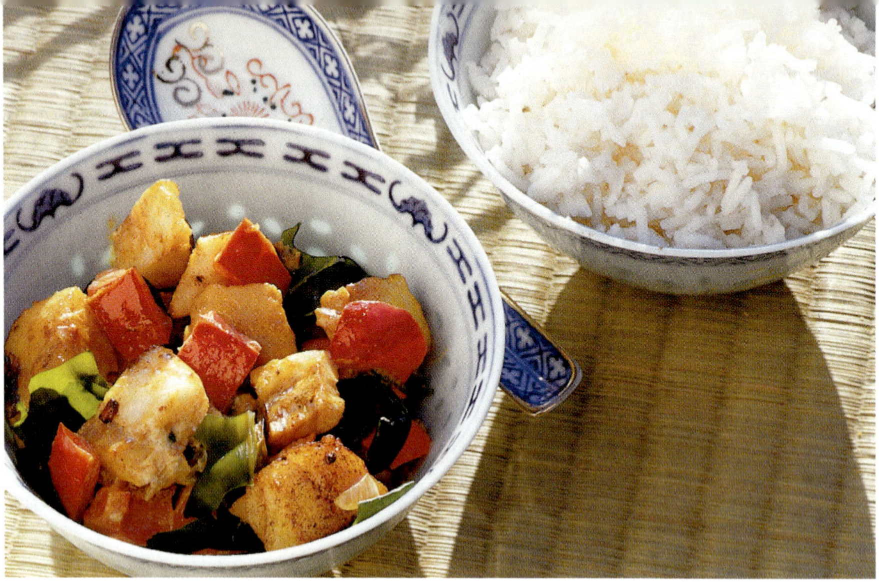

Abb. 4: Fischtopf „Feuer und Wasser"

den Chilischoten anschwitzen, dann mit Weißwein ablöschen. Crème fraîche dazugeben, alles gut würzen, einen Spritzer Sojasauce dazu und verrühren. Paprika und Fisch unterrühren und nur kurz schmoren, damit beides noch Biß hat. Zum Schluß die Wakame zugeben.

Gelbe Grütze „Der lange Weg"

600 g	gelbe Früchte, z. B. Pfirsiche, Aprikosen, Mangos
½ l	Wasser oder ¼ l Wasser und ¼ l Weißwein
1	Vanilleschote
2 EL	Honig oder 2 EL Fruchtzucker HT
4–5 EL	Speisestärke
2 EL	Frusip's Grüntee Ume japanische Pflaume mit Algen

Pfirsiche oder Aprikosen in kochendes Wasser tauchen, einige Sekunden abbrühen, häuten, halbieren, Mango schälen, entkernen und das Fruchtfleisch in kleine Stücke schneiden. Wasser oder Weinmischung mit der Vanilleschote und dem Honig erhitzen und kurz aufkochen lassen. Die Vanilleschote herausnehmen und das Mark auskratzen. Speisestärke mit etwas Wasser anrühren und in die heiße Honiglösung rühren, noch einmal aufkochen lassen. Frusip's darunterrühren, Vanillemark und die Fruchtwürfel zugeben und nochmals umrühren, damit die Fruchtstücke gleichmäßig verteilt sind. Die Grütze in eine Schüssel füllen und auskühlen lassen. Mit geschlagener Sahne oder Joghurt servieren.

Tip: Statt Frusip's Grüntee Ume japanische Pflaume mit Algen kann man auch Frusip's Grüntee Zitrone mit Algen für die Zubereitung der Grütze verwenden. Die gelbe Grütze ist dann nicht nur sehr anregend, sondern auch erfrischend.

Getränke mit Algen – eine Meeresspülung für die Zellen

Wir haben unsere bewährte Frusip's Reihe um drei Konzentrate mit Algen erweitert, mit denen Sie im Handumdrehen köstliche Getränke herstellen können. Die Frusip's bestehen aus japanischem Algen-Extrakt, natürlichen Aromen, Fructose und einem Säuerungsmittel aus Apfelsäure und Vitamin C. Die wertvollen Mineralstoffe und Spurenelemente der Algen sind im Extrakt erhalten. So können Sie Algen auch in kleinen Mengen jederzeit und unkompliziert zu sich nehmen, ganz einfach mit einem köstlichen Getränk.

Frusip's Algen gibt es in den Qualitäten:

- Frusip's Grüntee Zitrone mit Algen
- Frusip's Grüntee Ume japanische Pflaume mit Algen
- Frusip's Mango-Ingwer mit Algen

Muntermacher Algen-Schorle

200 ml	Sprudelwasser
1 TL	Frusip's Grüntee Zitrone mit Algen
1–2 Tabl.	Lightsüß HT oder 1 TL Ballastsüße HT

Alle Zutaten verrühren und mit einer Zitronenscheibe dekorieren.

Alkoholfreier Algen-Cocktail

1	Zitronenscheibe
	Sesam
10 ml	Zitronensaft, frisch gepreßt
1 TL	Frusip's Grüntee Ume japanische Pflaume mit Algen oder Frusip's Mango-Ingwer mit Algen
2 Tabl.	Lightsüß
	zerstoßenes Eis
	Sprudelwasser

Reiben Sie den Rand eines Longdrinkglases (200 Milliliter) mit einer Zitronenscheibe ab und drücken Sie es dann in Sesamkerne. So entsteht ein dekorativer Rand, der dem frischen Getränk einen nussigen Beigeschmack gibt und für ein paar Ballaststoffe sorgt. Zitronensaft, Frusip's und Lightsüß HT in das Glas geben und zu dreiviertel mit Eis auffüllen, dann Sprudelwasser dazu. Einmal umrühren – fertig. Eine Frucht, zum Beispiel eine Litschi, macht den Cocktail perfekt. *Variation:* Sie können auch Frusip's Grüntee oder Frusip's Grüntee Zitrone mit Vitamin C verwenden. Dann erhalten Sie ein anregendes Getränk.
Tip: Zerstoßenes Eis kann man ganz einfach selbst herstellen: Füllen Sie Wasser in eine Plastiktüte oder einen Gefrierbeutel und frieren Sie es ein oder nehmen Sie gleich fertige Eiswürfel. Dann schlägt man den Eisbeutel auf einen festen Untergrund mit einem Holzstampfer, bis die Stücke klein sind und sich gegeneinander bewegen. Nicht benötigtes Eis kann man wieder einfrieren, ohne daß es zusammenklebt.

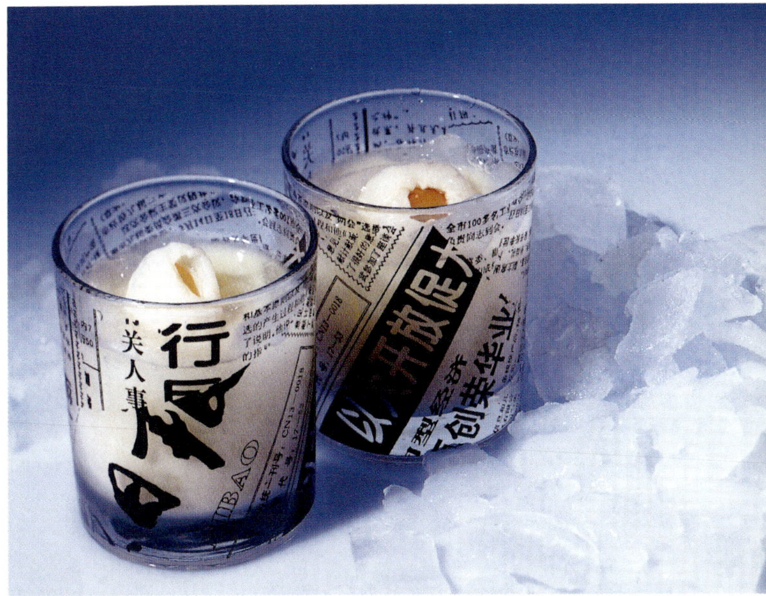

Abb. 5: Algen-Litschi-Drink „Abendröte"

Algendrink für Sportler/innen

½ l	Wasser
2 TL	Frusip's Grüntee Ume japanische Pflaume mit Algen oder Frusip's Mango-Ingwer mit Algen
evtl. 1–2 Tabl.	Lightsüß HT oder 1 TL Honig
	Saft von 1 Zitrone oder 1 EL Frusip's Zitrone-Limette

Alle Zutaten gut vermischen und nach körperlicher Anstrengung genießen.

Alkoholisches mit Algen

Algen-Sekt „Meeresdusche"

3 TL	Frusip's Grüntee Ume japanische Pflaume mit Algen oder Frusip's Mango-Ingwer mit Algen
	Saft von 3 Orangen oder Grapefruits, frisch gepreßt
1 Flasche	Sekt, trocken
	Fruchtstücke, ein Ingwerblatt oder Minzeblättchen zum Garnieren

Frusip's und Saft mit dem Sekt vorsichtig aufgießen. Mit Fruchtstücken, einem Ingwerblatt aus eigener Zucht (siehe *Seite 58*) oder Minzeblättchen garnieren. Dieser Drink wird mit Eiswürfeln serviert. Ein toller Aperitif!

Algen-Litschi-Drink „Abendröte"

20	frische Litschis oder
	1 frische Mango oder
	1 Babyananas
3 TL	Frusip's Grüntee Ume japanische Pflaume mit Algen oder Frusip's Mango-Ingwer mit Algen
¼ l	Kokosmilch
	Saft von 1 Zitrone
8 cl	Reiswein oder weißer Rum
	zerstoßenes Eis (siehe *Seite 79*)

Litschis, Mango oder Babyananas schälen und grob würfeln. Vier große Fruchtwürfel zurückbehalten, den Rest im Mixer pürieren und durch ein feines Sieb streichen. Frusip's, Milch, Zitronensaft und Alkohol unterrühren. Zerstoßenes Eis auf vier Gläser verteilen und mit dem Drink auffüllen. Mit den restlichen Früchten garnieren.

Longdrink „Lange Freundschaft"

200 ml	Sprudelwasser
2 TL	Wodka
2 TL	Vermouth, weiß
1½ TL	Frusip's Grüntee Zitrone mit Algen
evtl. 2 Tabl.	Lightsüß HT

Alle Zutaten in ein Longdrinkglas geben und verrühren. Eventuell Eis dazugeben und mit einer Zitronenscheibe dekorieren. Ein herber Longdrink mit interessantem Geschmack.

Das Meer in der Badewanne: Algen-Kosmetik

Das in den Algen enthaltene Jod regt über die Schilddrüse den Stoffwechsel an und strengt den Kreislauf an. Ein Algenbad kann genauso ermüden wie ein Bad im Meer, deshalb sollten Sie nur bei stabiler Gesundheit ein Algenbad nehmen, vor allem, wenn Sie es heiß mögen.

Hinweise zum Baden mit Algen

35 bis 36 °C: Wassertemperatur wirkt belebend

37 bis 38 °C: Wassertemperatur wirkt entspannend

38 bis 39 °C: Wassertemperatur wirkt gewichtsreduzierend, belastet aber auch den Kreislauf und ist anstrengend!

Badedauer: maximal 10 Minuten

Grundrezept Algen-Badeöl

80 ml	Öl, z. B. Sonnenblumenöl
8 ml	Algenöl
12 ml	Mulsifan CPA oder Fluidlecithin BE

Die Öle werden mit dem Emulgator Mulsifan oder Fluidlecithin verrührt – fertig ist das Badeöl. Algenöl ist ein Extrakt aus der Braunalge *Fucus vesiculosus* (Blasentang), aufbereitet in einem fetten Öl, meist Sojaöl. Sie erkennen die Bildung der Emulsion daran, daß das Wasser milchig wird, wenn Sie das Badeöl hineingießen. Die Menge des Rezepts reicht für zwei bis vier Vollbäder.

Genießen Sie einmal wöchentlich ein Bad mit unserem Badeöl, nehmen Sie dazu:

25–50 ml	Algen-Badeöl
1 Handvoll	Algen, ganz oder grob zerkleinert, z. B. Wakame

Wasser einlassen, Algen-Badeöl und die Algen zugeben. Man kann die Algen ruhig im Badewasser schwimmen lassen. Sie entfalten einen zarten Meergeruch. Wenn Ihnen die frei schwimmenden Algen nicht behagen, können Sie sie auch ganz fein schneiden und in einem Mullsäckchen unter den Wasserhahn hängen oder das Säckchen im Wasser schwimmen lassen.
In jedem Fall sollten Sie beim Ablassen des Wassers ein Sieb auf den Abfluß legen, damit Sie die freischwimmenden Algenteilchen mühelos entfernen können.

Duschgel mit Algen

110 ml	Wasser
6–8 ml	Rewoderm HT (Verdicker)
1 Meßl.	Sanfteen (Tensid)
2 Meßl.	Algenöl
25 ml	Collagentensid P
40 ml	Betain (Tensid)
2 Meßl.	Fluidlecithin CM
20 Tr.	Paraben K (Konservierungsstoff)

Wasser und Rewoderm mischen. Erst danach die restlichen Substanzen hinzufügen und verrühren. Es entsteht eine gut fließfähige Duschlotion.

Peeling Duschgel

100 ml	Wasser
6 ml	Rewoderm HT (Verdicker)
1 Meßl.	Sanfteen (Tensid)
40 ml	Betain (Tensid)
4 Meßl.	Fluidlecithin CM
30 ml	Glycintensid
2 Meßl.	Algenöl
8 Meßl.	Olivensteingranulat
2 Meßl.	Zitronensaftkonzentrat oder Kalweg

Wasser und Rewoderm mischen. Erst danach die restlichen Substanzen, bis auf das Zitronensaftkonzentrat, hinzufügen und verrühren. Zum Schluß macht das Zitronensaftkonzentrat das Peelinggel dickflüssig. Für eine glatte Haut das Peeling-Duschgel einmal wöchentlich anwenden. Geben Sie 18 Tropfen Paraben K zu, dann ist das Duschgel drei Monate haltbar. Vor Gebrauch schütteln!

Algen-Gesichtsmaske für normale Haut

2 TL	Mikroalgenpulver (*Spirulina*, *Chlorella*)
100 ml	abgekochtes Wasser
10 Tr.	Algenöl

Mikroalgenpulver vorsichtig in ein Glasschälchen geben, denn es verfliegt sehr leicht. Das abgekochte Wasser vorsichtig zugeben, bis die Algen eine feste Masse bilden. Dann tropfenweise das Algenöl einrühren, bis die richtige Konsistenz für eine Maske erreicht ist. Gleichmäßig auf Gesicht, Hals und Dekolleté verteilen. Die empfindliche Haut um die Augen etwa zwei Zentimeter breit aussparen, da die Maske durchblutungsanregend wirkt. Entspannen Sie sich, schließen Sie die Augen und hören Sie Ihre Lieblingsmusik, bis die Maske angetrocknet ist. Dann mit reichlich lauwarmem Wasser abspülen und mit kaltem Wasser nachspülen. Zum Abschluß die Haut eventuell nochmals mit Gesichtswasser reinigen und cremen. Die Maske mit Mikroalgen ist nicht haltbar, denn Mikroalgen sind licht- und luftempfindlich. Sie muß deshalb immer wieder frisch angesetzt werden.
Diese Maske beruhigt die Haut und hilft bei Hautunreinheiten, sie sollte etwa einmal pro Woche angewendet werden.
Vorsicht: Die Algenmasse färbt leicht Stoffe, tragen Sie deshalb besser ein altes T-Shirt, wenn Sie die Maske auflegen, und benutzen Sie immer denselben Waschlappen zum Abspülen der Maske.

Algen-Gesichtsmaske „Wald und Meer" – Reichhaltige Maske für strapazierte Haut

2 Tr.	ätherisches Öl nach Wahl, z. B. Sandelholz oder Zypresse
20 Tr.	Algenöl
3 EL	Sahnequark (mind. 40 % Fett i. Tr.)
1 TL	flüssiger Honig, z. B. Waldhonig
2 TL	Mikroalgenpulver (*Spirulina*, *Chlorella*)

Ätherisches Öl mit dem Algenöl vermischen und mit den anderen Zutaten verrühren. Das Algenpulver gleichmäßig unter die Masse heben. Die Algenmaske einmal die Woche auf Gesicht, Hals und Dekolleté verteilen. Die empfindliche Haut um die Augen etwa zwei Zentimeter breit aussparen, da die Maske durchblutungsanregend wirkt. Wenn die Maske angetrocknet ist, mit reichlich lauwarmem Wasser abspülen und mit kaltem Wasser nachspülen. Zum Abschluß die Haut eventuell nochmals mit Gesichtswasser reinigen und cremen.

Das Rezept für eine **Bodylotion** mit Algenöl finden Sie auf *Seite 45*.

人参

Ginseng – die unergründliche Wurzel

Im Jahr 1711 machte der Jesuitenpater Pierre Jartoux eine interessante Entdeckung am Hofe des Kaisers von China in Peking. In einem Brief, dem ersten Dokument, das uns Europäern über die „Königswurzel" Ginseng vorliegt, berichtete er: „Die berühmtesten chinesischen Ärzte haben Abhandlungen über Anwendung und Wirkung der Pflanze geschrieben. Sie fügen Ginseng fast allen Medikamenten bei, die den vornehmen Chinesen vorbehalten sind. Denn er ist viel zu kostbar für die Armen im Land. Man wendet Ginseng an als das alles überragende Heilmittel gegen Erschöpfungszustände durch exzessive körperliche und geistige Anstrengung. Er wirkt schleimlösend, heilt Schwäche der Lungen und Bronchien, wirkt gegen Erbrechen, stärkt den Magen und regt den Appetit an, senkt den zu Kopfe steigenden Druck des Blutes, produziert Lymphe im Blut, beseitigt allgemeines Unwohlsein und verlängert das Leben alter Menschen. Wenn Ginseng diese Wirkungen nicht besäße, würden Chinesen und Tataren niemals die Wurzeln des Ginsengs in so hohen Ehren halten. Auch gesunde Menschen nehmen Ginseng ein, um ihre Gesundheit zu stärken. Meines Erachtens könnte Ginseng eine wundervolle Medizin werden, falls es jemals in die Hände von Europäern geriete, die etwas von der Medizin verstehen ..."

Heute, fast 300 Jahre später, lesen sich diese Zeilen wie eine Vorhersage der wundersamen Karriere, die diese Pflanze im Westen haben sollte. In einer Fülle von Naturmedikamenten und Rezepten der Heilpraktiker und Naturmediziner wird Ginseng verwendet. Längst gehört Ginseng in Europa und vor allem in Amerika zu den meist erforschten Pflanzen. Eine Fülle klinischer Versuche beweisen heilsame Wirkungen der Wurzel. Doch eines haben die Wissenschaftler bis heute nicht herausfinden können, nämlich wie und warum Ginseng eigentlich wirkt.

Vieles spricht dafür, daß die Wirkung des Ginsengs so schwer zu fassen ist, weil sie auf einer komplizierten Wechselwirkung seiner zahlreichen Inhaltsstoffe beruht. Wie bei vielen anderen Heilkräutern auch, kann der Genuß der ganzen Pflanze nicht einfach durch bestimmte herausfiltrierte Wirkstoffe oder gar durch künstliche Nachschöpfungen dieser Stoffe ersetzt werden. Wir wissen immer noch viel zu wenig darüber, welche scheinbar nebensächlichen Inhaltsstoffe schon in kleinsten Mengen große Wechselwirkungen auslösen. Es gibt erstaunliche neue Forschungsergebnisse über die Wirkungen der sogenannten sekundären Pflanzenstoffe (siehe *Seite 10f.*). Etwa 30000 dieser Wirkstoffe sind inzwischen von Naturwissenschaftlern beschrieben worden. Wenn wir davon ausgehen, daß diese Stoffe nur in Wechselwirkungen, in Gruppen heilsam werden, dann kann man sich ausrechnen, wie unendlich viele Kombinationen hier theoretisch denkbar sind. Vielleicht wird man deshalb nie erfahren, wie Ginseng genau wirkt.

Das Gesetz der Ähnlichkeit

In der alten Kräutermedizin schloß man vom Aussehen einer Pflanze auf ihre heilenden Wirkungen. Sobald eine Pflanze in ihrer äußeren Form einem menschlichen Organ ähnelte, hielt man sie bei Erkrankungen dieses Organs für wirksam. Die Ingwerknolle zum Beispiel erinnert in ihrer seltsam gewölbten Form an Magen und Darm, die Mistel, eine kugelige Schmarotzerpflanze, scheint sich wie ein Tumor zu verbreiten, das Leberblümchen soll mit seinen der Leber ähnlichen Blättern gegen Leberleiden wirksam sein. Gleiches wurde mit Gleichem behandelt. Die Ginsengwurzel, die ein bißchen einer menschlichen Gestalt ähnelt, wirkt nach diesem alten Denken heilsam auf den ganzen Körper.
Als die Wurzel dann im Westen bekannt wurde, galt sie bald als Geheimtip für ein langes Leben, Vitalität und vor allem auch als Potenzmittel. Denn man kann den Ginseng nicht nur mit einem menschlichen Körper, sondern auch einem ganz bestimmten Körperteil des Mannes vergleichen! Um es wissenschaftlicher auszudrücken: Alles, was die Widerstandskraft und Lebenskräfte des Körpers steigert, verbessert natürlich auch das Liebesleben.

Heute besinnt man sich auf die besonderen Langzeitwirkungen der „Menschenwurzel" zurück. In den USA ist bereits ein neuer Ginseng-Kult in voller Blüte. Dabei wird einerseits mit hochwertigen Extrakten und frischen Wurzeln behandelt und vorgebeugt, andererseits erscheint Ginseng als angeblich besonders gesunder Zusatzstoff in den unglaublichsten Kombinationen, zum Beispiel als „Ginseng-Cola", was natürlich keineswegs zu empfehlen ist.
Die Traditionelle Chinesische Medizin ist da seriöser und verfügt über sehr differenzierte Erfahrungswerte, was die Wirkungen der unterschiedlichen Ginseng-Arten und Zubereitungen angeht. Doch inzwischen geben auch eigenständige medizinische Forschungen im Westen interessante Hinweise auf die besondere Qualität der Pflanze als Heilmittel.

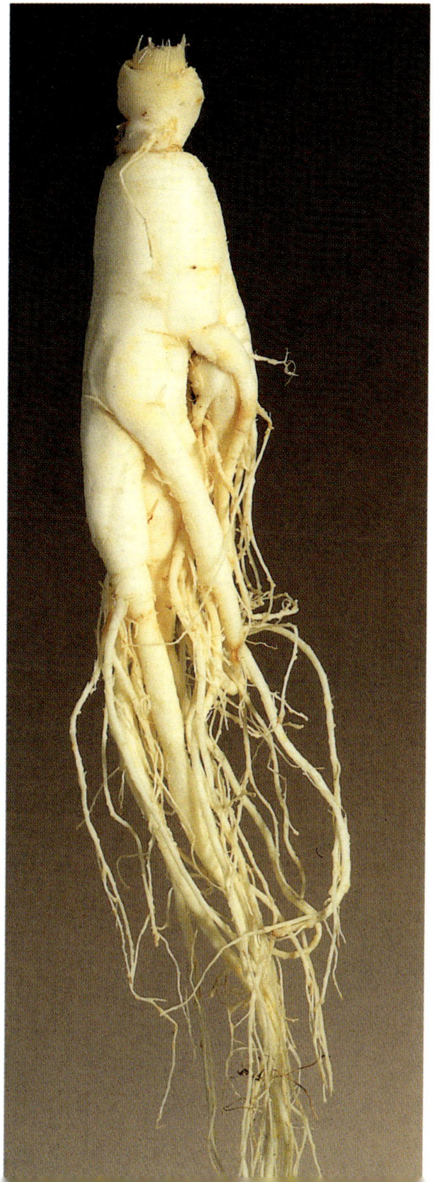

Abb. 1: Als die Ginsengwurzel im Westen bekannt wurde, galt sie bald als Geheimtip für ein langes Leben, Vitalität und auch als Potenzmittel.

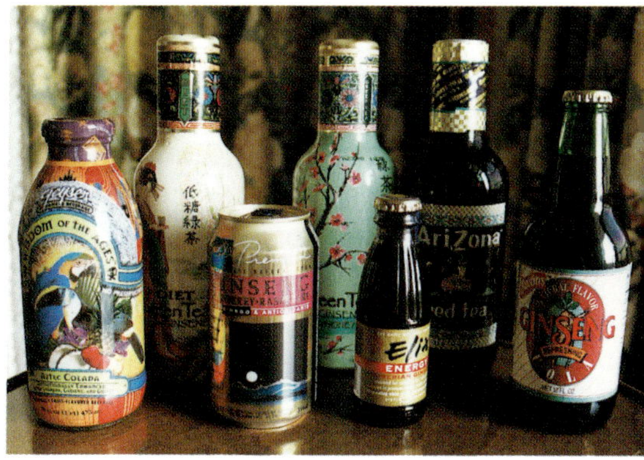

Abb. 2: In den USA treibt ein neuer Ginseng-Kult skurrile Blüten. Hier nur einige der neuen Ginseng-Drinks mit einer Fülle schwer durchschaubarer Inhaltsstoffe.

Ginseng – eine internationale Familiengeschichte

Unser Wort Ginseng ist der Versuch, einen chinesischen Ausdruck zu umschreiben, der sich aus den Lauten „Jen" (Mensch) und „Shen" (Substanz oder Essenz) zusammensetzt. Es ist also wirklich die „Menschenwurzel". Ginseng gehört nach unserer botanischen Einordnung zur Familie der Araliengewächse (*Araliaceae*), zu der zum Beispiel auch der Efeu zählt. Mit dem Namen „Ginseng" selbst sind mindestens drei verschiedene Pflanzen gemeint. Die Mutterpflanze aller dieser Arten ist die asiatische Variante *Panax schin-seng*. Sie ist bereits in einem 2000 Jahre alten chinesischen Text als Pflanze beschrieben, die „den Geist beruhigt und die Weisheit vermehrt". Ihren modernen wissenschaftlichen Namen *Panax ginseng C. A. Meyer* erhielt die Pflanze von dem deutsch-russischen Botaniker Carl Anton von Meyer (1795–1855). Ein enger Verwandter ist der amerikanische Ginseng (*Panax quinquefolium L.*). Dagegen ist der sogenannte Sibirische Ginseng (*Eleutherococcus senticosus*) ein eher entfernter Verwandter, der in letzter Zeit als preiswerter Ersatz für den echten Ginseng Karriere gemacht hat. Eine erste chemische Analyse der Ginsengwurzel wurde im Jahr 1854 in den Vereinigten Staaten von Amerika von Garrique vorgenommen. Er entdeckte eine zuckerähnliche Verbindung ($C_{22}H_{42}O_{15}$), ein Glykosid, das er Panaquilon nannte. Weiterhin fand man Harze, Gerbstoffe, Bitterstoffe und ätherisches Öl. Doch diese Substanzen allein erklären eben nicht die ganzen Wirkungen. Der große Durchbruch in der Erforschung der Inhaltsstoffe des Ginsengs gelang in den sechziger Jahren. Verschiedene Forscher entdeckten unabhängig voneinander im Ginseng Spuren von bioaktiven Stoffen: die Saponine. Experten stimmen heute darin überein, daß gerade die Saponine, eine wichtige Gruppe der sekundären Pflanzenstoffe (siehe *Seite 10f.*), für die vielfältigen Wirkungen des Ginsengs verantwortlich sind. Die Erforschung der sekundären Pflanzenstoffe steht noch am Anfang, aber es lassen sich bereits interessante Schutzwirkungen vor Krebs und Herz-Kreislauf-Erkrankungen nachweisen, den führenden Zivilisationsleiden.

Die Saponine stellen mengenmäßig nur einen verschwindend geringen Anteil an den Tausenden von Stoffen, die wir täglich mit unserer Nahrung zu uns nehmen, dafür sind ihre Wirkungen auf den Organismus um so größer.

Saponine
Saponine sind stark bitter schmeckende bioaktive Substanzen.

Die Wirkung der Saponine:
- senken den Cholesterinspiegel
- hemmen das Wachstum von Bakterien, Viren, Entzündungen
- steuern die Immunabwehr
- hemmen die Krebsentwicklung
- verringern das Dickdarmkrebsrisiko

Saponine betrachtete man früher als Gifte. Doch neuere Erkenntnisse weisen nach, daß Saponine wirkungsvolle Schranken darstellen, die Fette im Darm daran hindern, in die Blutgefäße aufgenommen zu werden. Sie bilden im Magen-Darm-Trakt unlösliche Verbindungen mit Cholesterin und Gallensäuren und senken so möglicherweise den Cholesterinspiegel.

Die Saponine im Ginseng waren so speziell und so vielfältig, daß für sie extra neue Kurzbezeichnungen festgelegt werden mußten. In Anbetracht ihrer Herkunft werden die Saponine im Ginseng als Ginsenoside mit den Kurzbezeichnungen Ra, Rb, Rc usw. bezeichnet. Die verschiedenen Ginsenoside haben sich in vielfältigen Testreihen und Tierversuchen als wirksam erwiesen – allerdings mit widersprüchlichen, oft sogar gegensätzlichen Effekten. Einmal wirken sie blutdrucksenkend, ein andermal blutdruckerhöhend, einmal anregend, dann wieder beruhigend. Wieder erweist sich, daß ein sehr komplexes Wechselspiel zwischen dem Körper und der Pflanze die jeweiligen Wirkungen hervorrufen kann.

Die Verteidiger der Königswurzel, wie der Ginseng auch manchmal genannt wird, behaupten selbst, daß gerade diese widersprüchliche Wirkung die komplexe Natur des Mittels beweist. Ginseng wirkt immer an der Schwachstelle, wie wir sagen würden. Das klingt im wahrsten Sinne des Wortes so wunderbar für unsere Ohren, daß wir es kaum glauben können. Und doch gibt es sogar schon einen wissenschaftlichen Begriff für diese spezielle Wirkung. Ginseng ist ein „Adaptogen", ein Mittel, das dem Körper erlaubt, sich den Erfordernissen besser anzupassen. Das kann für den einen eine leichte Blutdruckerhöhung bedeuten, für den anderen eine Senkung. In jedem Fall scheint Ginseng immer in Richtung auf eine balancierte Normalisierung der Körperfunktionen hinzuwirken. Untersuchungen haben gezeigt, daß Substanzen, die sich im asiatischen und amerikanischen Ginseng finden, das Immunsystem stützen und einen positiven Effekt auf so unterschiedliche Probleme wie Bluthochdruck und Diabetes haben. Der sibirische Ginseng, in erster Linie von den Bewohnern der ehemaligen Sowjetunion benutzt, besonders von Astronauten und Hochleistungssportlern, verbessert das Durchhaltevermögen und macht widerstandsfähig gegen Streß.

Die Pflanze fühlt sich am wohlsten in schattigen Wäldern 800 bis 1000 Meter über dem Meer. Der wildwachsende Ginseng gilt seit Jahrtausenden als das edelste Heilmittel, doch ist er inzwischen praktisch ausgerottet. Aufgrund der großen Nachfrage begann man vor etwa 300 Jahren mit dem Anbau von Ginsengpflanzen, heute werden sie in vielen Ländern der Welt kultiviert: in Korea, China, in der ehemaligen Sowjetunion, in Teilen Osteuropas, in Amerika und sogar in Deutschland (siehe Adresse auf *Seite 93 ff.*). Es dauert mindestens vier Jahre, bis die Wurzel reif ist – das erklärt den hohen Preis. Gute Ginsengprodukte können gar nicht billig sein, der mühsame Kultivierungsprozeß schließt das aus.

Ginseng als Topfpflanze

Ginseng läßt sich auch als attraktive Topfpflanze zu Hause ziehen. Am besten pflanzt man die Menschenwurzel während der Vegetationsruhe von Herbst bis zum Frühjahr in einen Topf mit gut abgelagertem Kompost oder, noch besser, in Walderde (siehe Bezugsadresse auf *Seite 93 ff.*). Die Pflanze kann dann in einem kühlen, frostfreien Kellerraum überwintern. In dieser Zeit wird die Erde nur leicht feucht gehalten, so daß die Pflanze nicht vollständig austrocknet. Im April kann Ginseng aus dem Winterquartier geholt werden und frostfrei auf dem Balkon oder in der Wohnung aufgestellt werden. Die Pflanze gedeiht nicht in der prallen Sonne, Halbschatten ist vorzuziehen. Außerdem sollte man sie stets gut feucht halten, ohne dabei Staunässe zu verursachen – der Topf muß einen Abfluß haben. Nach zwei bis drei Wochen zeigen sich kleine Triebe. Bis August braucht die Pflanze hin und wieder et-

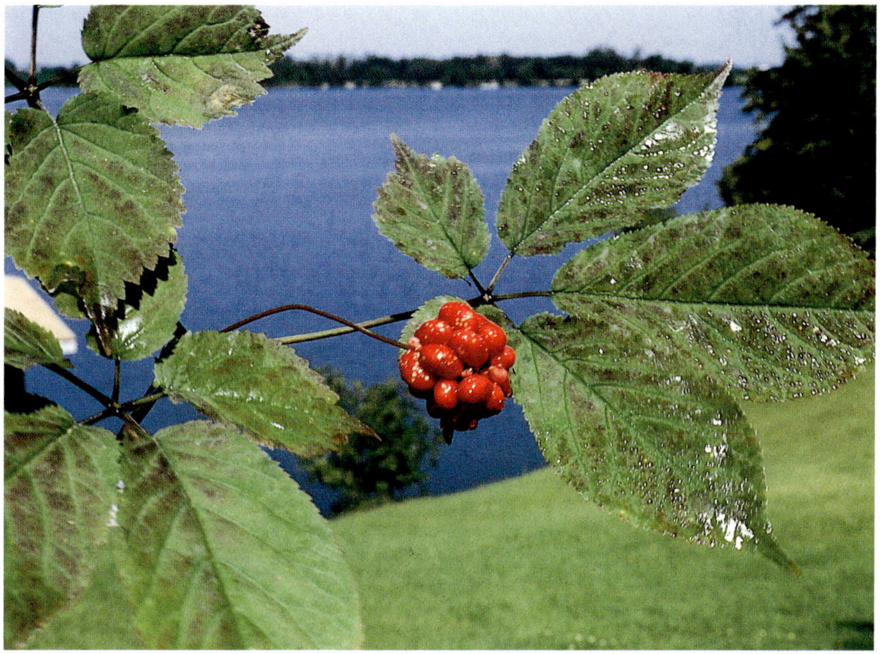

Abb. 3: Erst im dritten Jahr bildet die Ginsengpflanze ihre Fruchtstände aus.

was biologischen Dünger. Im dritten Jahr bilden sich zum ersten Mal Blüten und dann die attraktiven roten Fruchtstände. Bei der Blüte muß man sich entscheiden, ob man für Jahre eine attraktive Topfpflanze haben oder lieber eine kräftige „Menschenrübe" ziehen möchte. Denn für eine kräftige Wurzel muß man den Blütenstand gleich nach dem Erscheinen abbrechen. Bei einer vier Jahre alten Pflanze kann man seine eigene Ginsengwurzel ernten! Dazu wartet man ab, bis sich im Herbst die oberirdischen Pflanzenteile zurückgezogen haben. Die Wurzel ist dann reif für den Verzehr (siehe Rezepte ab *Seite 88*).

Empfehlungen für den Kauf von Ginseng-Produkten

Achten Sie auf die verschiedenen Ginseng-Arten: Für die chinesische Medizin hat der asiatische Ginseng zum Beispiel mehr „wärmende" Eigenschaften und sollte zur Belebung eingesetzt werden, etwa nach einer langen Krankheit. Der amerikanische Ginseng dagegen wirkt nach Ansicht der Traditionellen Chinesischen Medizin eher „kühlend" und soll aufgeregte und nervöse Gemüter ausgleichen. Doch von solchen feinen, aber wichtigen Unterschieden einmal abgesehen, muß man leider sagen, daß es auch sogenannte Ginseng-Produkte gibt, in denen sich kaum oder kein Ginseng befindet. Ginseng von guter Qualität ist nicht ganz billig, darum versuchen die Hersteller auf allen möglichen Wegen, die echten Ginseng-Bestandteile zu verringern oder gegen billige Ersatzstoffe auszutauschen. Amerikanische Wissenschaftler haben 54 Ginseng-Produkte untersucht und festgestellt, daß in einem Viertel überhaupt kein Ginseng enthalten war.

Ginseng-Instant-Tees in Beuteln, Ginseng-Bonbons oder Ginseng-Getränke sollten Sie immer genau auf die angegebenen Inhaltsstoffe prüfen. Vorsicht ist ebenso angesagt bei Sonderverkäufen und Billigangeboten in Supermärkten. Am besten vermeidet man auch Produkte, die nur einen geringen Anteil an Ginseng enthalten, etwa 15 Prozent oder gar nur ein Prozent. Auch blumige Beschreibungen über die Herkunft sind verdächtig. Die Verpackung

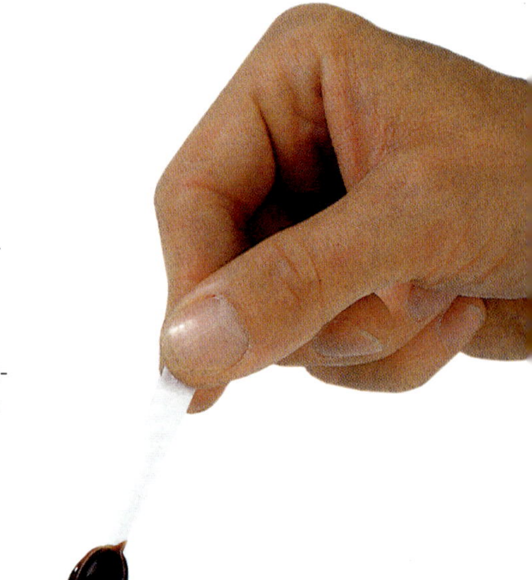

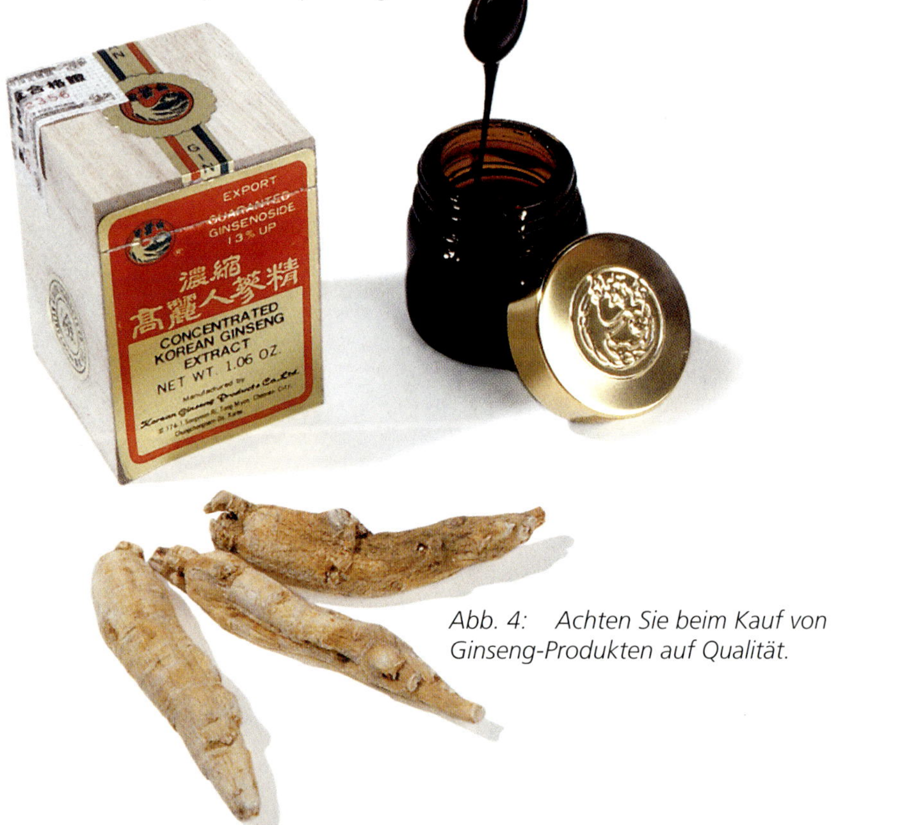

Abb. 4: Achten Sie beim Kauf von Ginseng-Produkten auf Qualität.

sollte eindeutig Auskunft geben über den botanischen Typ und besser noch über den Anteil der Ginsenoside. Seriös sind nur Produkte, die entweder aus asiatischem Ginseng (*Panax ginseng C. A. Meyer*), amerikanischem Ginseng (*Panax quinquefolium L.*) oder aus Sibirischem Ginseng (*Eleutherococcus senticosus*) hergestellt sind. Sehr guter Ginseng stammt aus Korea. Die Produktion des koreanischen Ginseng untersteht der Kontrolle der staatlichen koreanischen Ginseng-Monopolverwaltung. Sie garantiert die Qualität der Produkte.

Kaufempfehlungen

- Kaufen Sie reine Ginsengprodukte, entweder als Pulver, Extrakt oder als ganze Wurzel.
- Gehen Sie in ein Geschäft oder eine Apotheke Ihres Vertrauens. Bevorzugen Sie Hersteller, die lange Erfahrung im Umgang mit Ginseng haben. Unter seriösen Produkten ist ein Preisvergleich möglich und auch sinnvoll.
- Achten Sie auf genaue Angaben über Herkunft, botanischen Typ und eventuell den Anteil der Ginsenoside in den Produkten.
- Meiden Sie Sonderangebote, denn hochwertiger Ginseng kann nicht billig sein (siehe *Seite 85*).
- Meiden Sie Ginseng-Zubereitungen mit unklaren oder geringen Ginsenganteilen. Stellen Sie sich solche besser selbst aus hochwertigen Ausgangsprodukten her.
- Meiden Sie Sonderprodukte mit Versprechungen zur Wirkung des Produkts.

Hat der Konsum von Ginseng Nebenwirkungen?

Ginseng ist eine außerordentlich gut verträgliche Pflanze, und es gibt kaum Berichte über Nebenwirkungen. Auch hier liegt die Wirkung eben anscheinend im Ausgleich und nicht im „zuviel" oder „zuwenig". Trotzdem, wie bei jedem anderen Heilkraut, gibt es Grenzen der Dosierung. Da Ginseng weniger gegen akute Beschwerden hilft, als vielmehr die Körperfunktionen generell stärkt, ist es ratsam, die Einnahme langsam zu steigern und Ginseng über einen langen Zeitraum zu nehmen. So kann man die Wirkung auf den eigenen Organismus besser beobachten und die Dosis entsprechend einstellen. Alle seriösen Hersteller geben Richtlinien für den Gebrauch ihrer Produkte, an die man sich halten sollte, es sei denn der eigene Arzt empfiehlt etwas anderes.

Rezepte mit Ginseng

Ginseng hat einen ganz besonderen Geschmack, der ein bißchen an Lakritz erinnert, aber auch ein wenig an den Duft von Sandelholz und an Pfeffer. Er ist bitter und gleichzeitig süß. Daher paßt Ginseng zu sehr unterschiedlichen Geschmacksrichtungen und Zubereitungen von Sahnekaramellen, über Tee und Gemüse bis zu Huhn und Rindfleisch. Der weitaus größte Teil der angebotenen Ginsengprodukte besteht aus der getrockneten weißen Wurzel. Sie werden als Ganzes verkauft, als Pulver oder als Extrakt. Die Unterscheidung von rotem und weißem Ginseng stiftete immer wieder Verwirrung. Es handelt sich dabei nicht um zwei verschiedene Ginsengarten, sondern lediglich um unterschiedliche Verarbeitungsformen, ähnlich dem schwarzen und grünen Tee. Beide Produkte, weißer und roter Ginseng, stammen von der gleichen Art. Roter Ginseng wird durch das Dämpfen der weißen Wurzel erzeugt. Der Handel mit frischen Pflanzen ist in Deutschland noch sehr selten, denn die frische Wurzel ist sehr empfindlich, sie verdirbt nach kurzer Zeit. Dennoch gibt es inzwischen Bezugsadressen für frischen Ginseng aus Kulturen in Norddeutschland (siehe *Seite 93 ff.*).
Ginseng-Rezepte werden seit vielen Jahrhunderten weitergegeben. Die Jesuiten waren die ersten, die Ginseng-Rezepte sogar nach Europa brachten. Hier ist eines der frühesten:
„Man präpariert ihn (Ginseng) in folgender Weise: Zunächst schneidet man ihn in kleine Schnitzel und kocht ihn sodann ohne weiteres in etwas Wasser. Der Topf muß irden sein und mit einem Deckel gut abgeschlossen, obgleich die reicheren Leute auch silberne Töpfe benutzen, die für diesen Zweck gemacht wurden. Dieser Aufguß wird dem Patienten gegeben. Auf die Wurzeln wird nochmals Wasser gegossen, das man kocht, bis jeder Saft aus der Wurzel entzogen ist. Die übliche Dosis ist eine zehntel Unze (drei Gramm)."

(Zitiert nach Pater J. B. du Halde, Jesuitenpater, aus seinem Buch: „Geographische Beschreibung des Kaiserreiches von China" 1735.)

Wir von der Hobbythek-Redaktion bemühen uns, Ihnen ebenfalls ein Frusip's Ginseng anzubieten (siehe *Seite 37*), auch wenn wir wissen, daß solch ein Produkt nicht leicht herzustellen ist und vor allem auch nicht billig sein kann. Doch es ist die Mühen und Kosten allemal wert. Der typische Ginseng-Geschmack paßt gut zu Honig und Zitrone.

Ginseng-Tee „Langes Leben"

250 ml	Wasser
6 g	feingeschnittener Ginseng oder gemahlener weißer oder roter Ginseng

Wasser sprudelnd aufkochen und über die Ginseng-Stückchen gießen. Auf ein Stövchen stellen und mindestens zehn Minuten lang ziehen lassen. Über den Tag verteilt trinken.

Ginseng-Reiswein „Weiser Alter"

1 Flasche	japanischer Reiswein
20 g	Ginseng, grob geschnitten oder am Stück

Ginseng mit dem Reiswein übergießen. Gefäß gut verschließen und vier (geschnittener Ginseng) bis sechs Wochen (ganzer Ginseng) bei Zimmertemperatur stehenlassen. Wurzel herausnehmen und anderweitig weiterverwenden. Ginseng-Reiswein ist in Maßen genossen ein Stärkungsmittel für jeden Tag.

Ginseng- Sahnekaramellen „Butterfly" mit Zucker

40 g	Butter
½ TL	Reinlecithin P
200 g	Zucker
80 g	Apfelsüße HT
4 EL	Sahne
2 EL	Apfelfaser HT
2 EL	Frusip's nach Geschmack, z. B. Frusip's Grüntee Ume japanische Pflaume mit Algen oder Frusip's Mango-Ingwer mit Algen
1 TL	Puderzucker
5 g	Ginseng-Pulver

Zunächst die Butter erwärmen und das Lecithin darin lösen. Zucker und Apfelsüße in einem zweiten Kochtopf schmelzen. Bevor der Zucker braun wird, sofort die geschmolzene Butter, Sahne und Apfelfaser zugeben, dabei schäumt die Masse stark. Etwa eine Minute kochen lassen, bis 115 °C erreicht sind (Zuckerthermometer!), dann vom Feuer ziehen und auf ungefähr 90 °C abkühlen lassen. Frusip's und den Teelöffel Puderzucker unterrühren. Dadurch werden die fertigen Bonbons schön mürbe. Ganz zum Schluß, wenn die Karamellmasse noch gut zu rühren ist, das Ginseng-Pulver untermischen. Dann die Masse in geölte Förmchen gießen, zum Beispiel in Eiswürfelbehälter, und im Kühlschrank fest werden lassen.

Ginseng-Sahnekaramellen „Butterfly" ohne Zucker

50 g	Butter
1 Msp.	Reinlecithin P
180 g	Isomalt
120 g	Sorbit
5 EL	Sahne
2 EL	Apfelfaser HT
2 EL	Frusip's nach Geschmack, z. B. Frusip's Vanille, Frusip's Grüntee Ume japanische Pflaume mit Algen oder Frusip's Mango-Ingwer mit Algen
evtl. 1 Msp.	Konfilight Pulver HT
3 EL	Isomalt pulverfein
5 g	Ginseng-Pulver

Zunächst die Butter schmelzen und das Reinlecithin-Pulver darin lösen. Isomalt und Sorbit in einem nicht zu kleinen Kochtopf schmelzen, denn die Masse schäumt später stark. Sofort die geschmolzene Butter und Sahne zugeben und etwa zwei Minuten weiterkochen, bis genau 120 ° C erreicht sind (Zuckerthermometer!), dann vom Feuer ziehen und Apfelfaser sowie Frusip's unterrühren. Die Apfelfaser erhöht den Ballaststoffgehalt der Ginseng-Karamellen, sie schmecken aber auch ohne. Falls Sie die Karamellen besonders süß mögen, rühren Sie noch eine Messerspitze Konfilight Pulver HT unter. Wenn die Masse auf 90 °C abgekühlt ist, rühren Sie drei Eßlöffel ungeschmolzenes, puderförmiges Isomalt und das Ginseng-Pulver unter. Die Masse wird am besten in gut geölte Eiswürfelförmchen aus Kunststoff gegossen. Im Kühlschrank fest werden lassen und anschließend in Isomalt wälzen, dann kleben sie nicht zusammen.

Frischer Ginseng in der Küche

Eine Köstlichkeit und eine besonders feine Verwendung für die erste selbstgezogene Ginsengwurzel ist der folgende Likör:

Ginsenglikör „Elixier des Langen Lebens“

1	frische Ginsengwurzel
0,7 l	Weizenkorn
2 TL	Frusip's nach Geschmack, z. B. Frusip's Grüntee oder Frusip's Mango
	Honig oder Zucker nach Geschmack

Legen Sie die frische Ginsengwurzel in ein 1-Liter-Gefäß, das die Wurzel gut zur Geltung bringt. Den Weizenkorn über die Wurzel gießen und Frusip's hinzufügen. Vorsichtig schütteln. Das Glas etwa vier Wochen auf die Fensterbank stellen. Dann ist der Ginsenglikör fertig. Er kann jetzt abgeschüttet und je nach Geschmack mit Honig oder Zucker gesüßt werden. Die Wurzel selbst kann dann erneut für ein weite-

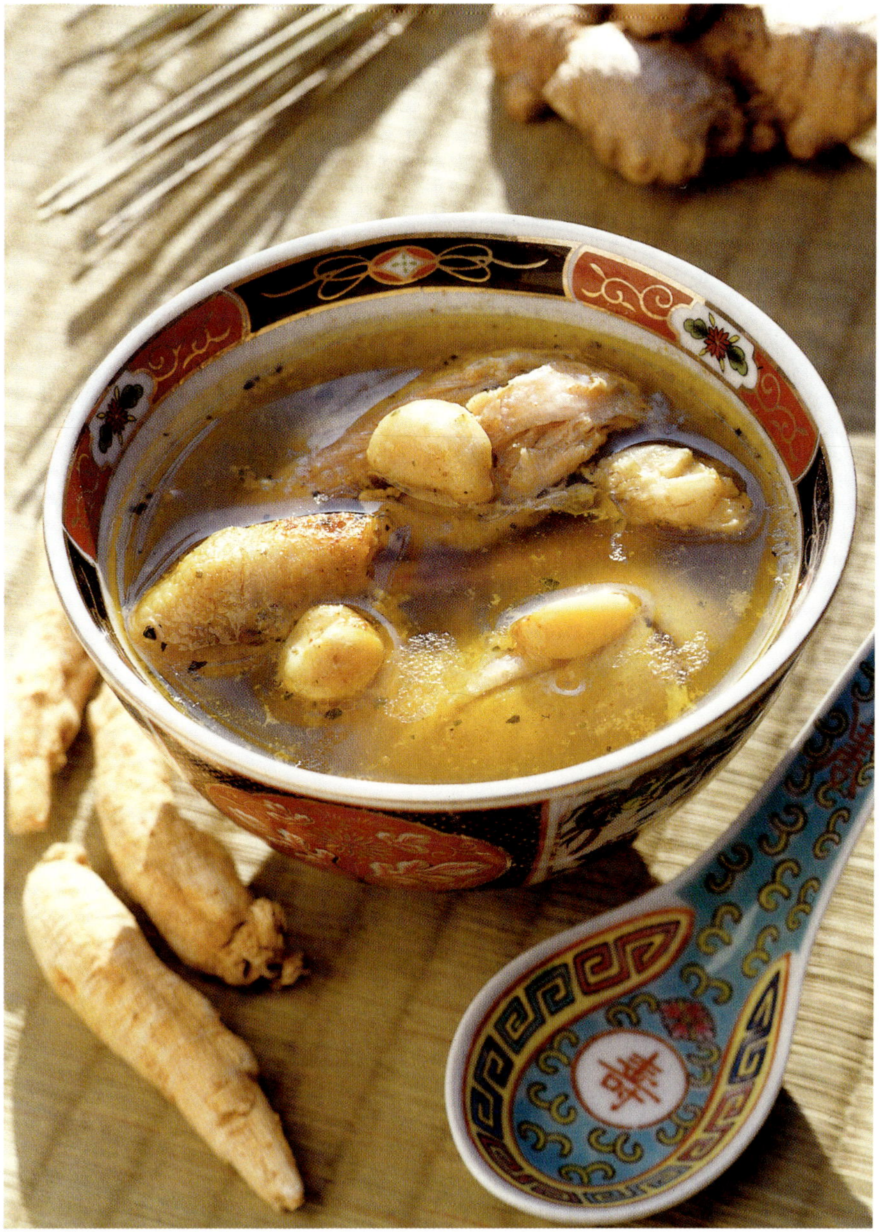

Abb. 5: Gefülltes Hähnchen „Flügel für ein langes Leben“ mit Ginseng

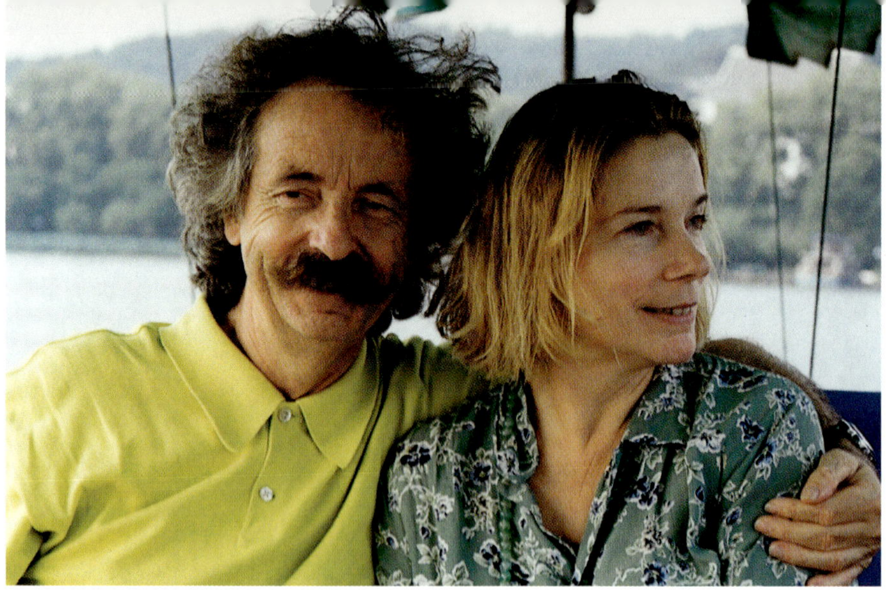

Abb. 6: Jean Pütz und Monika Kirschner in China.

res Getränk eingesetzt oder auch zum Kochen verwendet werden.

Fritierte Ginsengwurzel „Goldene Wurzel"
(Für 2 Personen)

1	frische Ginsengwurzel
100 g	Brokkoli
100 ml	eiskaltes Wasser
1	Eigelb
80 g	Weizenmehl
	Mehl zum Bestäuben und Wenden
1 l	Pflanzenöl zum Fritieren
	Zitronengras zum Garnieren
	Sojasauce zum Dippen

Die Ginsengwurzel gründlich waschen und mit Küchenkrepp trockentupfen. Die Wurzel in knapp einen Zentimeter dicke Stifte schneiden. Brokkoli reinigen und in kleine Rosetten teilen, abtupfen. Das eiskalte Wasser mit dem Eigelb verrühren und dann das Weizenmehl vorsichtig hinzufügen. Ginseng-Stifte und Brokkoli-Rosetten mit Mehl bestäuben. Alle Teile in die Eigelbmasse tauchen und auf Küchenkrepp abtropfen lassen. Öl in einem Topf erhitzen, bis an einem Holzstöckchen Blasen aufsteigen oder eine Friteuse auf 180 °C erhitzen. Ginseng-Stifte und Brokkoli etwa zwei Minuten bis zur leichten Bräunung fritieren. Portionsteller mit je zwei Ginseng-Stiften und zwei fritierten Brokkoli servieren. Mit Zitronengras garnieren. Sojasauce zum Dippen dazureichen.

Gefülltes Hähnchen „Flügel für ein langes Leben" mit Ginseng
(Für 2 Personen)

200 g	gekochter kalifornischer Rundkornreis (Medium Grain)
1 l	Gemüsebrühe
1	zartes Hähnchen
	Salz, weißer Pfeffer
1	frische Ginsengwurzel, gründlich gereinigt, oder 5 g weißes Ginsengpulver
3–5	getrocknete Jujube (Asienladen)
4–8	Knoblauchzehen nach Geschmack

Reis in der Gemüsebrühe etwa fünf Minuten kochen. Dabei ab und zu umrühren und den Schaum abnehmen. Dann weitere fünf Minuten bei schwacher Hitze zugedeckt weiterköcheln lassen, abgießen. Hähnchen säubern und mit dem Küchentuch abtupfen. Mit Salz und weißem Pfeffer einreiben. Wenn keine ganze frische Ginsengwurzel vorhanden ist, eine getrocknete Wurzel mit der gereinigten Muskatreibe fein reiben oder mit dem Messer abschaben. Die ganze Wurzel oder das Pulver mit etwas Reis vermischen, Jujube, geschälte Knoblauchzehen daruntergeben und damit das Hähnchen stopfen. Hähnchen zunähen oder zuklammern. Das gefüllte Hähnchen in die heiße Gemüsebrühe geben, so daß es gerade bedeckt ist. Brühe zum Kochen bringen, Deckel schließen. Bei mittlerer Hitze etwa 40 Minuten köcheln lassen. Wenn das Hähnchen gar ist, herausnehmen und mit dem restlichen Reis servieren.

Register

BEZUGSQUELLEN

BIOSHOP, 53840 Troisdorf, Kölner Str. 36a, Tel. 02241-978091, Fax 02203-593065.

*COLIMEX-ZENTRALE, 50996 Köln, Ringstr. 46, Tel. 0221-352072, Fax 0221-352071; Auslieferungsläden: 32312 Lübbecke, Lange Str. 1, Stern-Apotheke, Tel. 05741-7707, Fax 05741-310887; 33102 Paderborn, Bahnhofstr. 18, St.-Christophorus-Drogerie, Tel. 05251-105213, Fax 05251-105252; 38300 Wolfenbüttel, Lange Herzogstr. 13, Tel. 05331-298370, Fax 05331-298570; 42105 Wuppertal, Karlsplatz 3, In der Rathausgalerie, Tel./Fax 0202-443988; 42853 Remscheid, Alleestr. 74, Allee-Center, Tel./Fax 02191-927963; 50171 Kerpen, Philipp-Schneider-Str. 2-6, Kaufhalle-Center, Tel./Fax 02237-922352; 50226 Frechen, Hauptstr. 99-103, Marktpassage, Tel./Fax 02234-274770; 50354 Hürth, Theresienhöhe, EKZ-Hürth/Arkaden, Tel./Fax 02233-708538; 50667 Köln, Schildergasse, in „Emotions", Tel./Fax 0221-2580862; 50858 Köln-Weiden, Aachener Str. 1253, Rhein Center Köln-Weiden , Tel./Fax 02234-709266; 51373 Leverkusen, Friedrich-Ebert-Platz 9; 51465 Bergisch Gladbach, Richard-Zanders-Str., Kaufhalle, Tel./Fax 02202-43103; 51643 Gummersbach, Wilhelmstr. 7, Vollkorn Naturwarenhandel, Tel. 02261-64784; 52062 Aachen, „Lust for Life", Komphausbadstr. 10, Tel./Fax 0241-4013033; 53111 Bonn, Brüdergasse 4, Tel./Fax 0228-659698; 53721 Siegburg, Am Brauhof 4, Tel./Fax 02241-591160; 53797 Lohmar, Breidtersteegsmühle, Broich & Weber, Tel. 02246-4245, Fax 02246-16418; 56068 Koblenz, Hohenfelder Str. 22, Löhr-Center-Koblenz, Tel./Fax 0261-1004890; 57462 Olpe, Bruchstr. 13, Valentin-Apotheke, Tel./Fax 02761-5190; 63739 Aschaffenburg, Steingasse 37, Colimex/Cleopatra, Tel. 06021-26464; 94032 Passau, Am Schanzl 10, Turm-Apotheke, Tel. 0851-33377, Fax 0851-32109; 95444 Bayreuth, Luitpoldplatz 3, Ars Vivendi – Lebenskunst in der Schloßgalerie, Tel. 0921-5169302, Fax 0921-5169303.

HELGAS HOBBY SHOP, 63584 Gründau, Gartenstr. 19, Tel. 06058-2135.

*HEXENKÜCHE, 82152 Krailling, Luitpoldstr. 25, Tel. 089-8593135, Fax 089-8593136.

HOBBY-KOSMETIK, 97456 Dittelbrunn, Erlenstr. 25, Tel. 09721-44190.

*HOBBY-KOSMETIK, 86150 Augsburg, Bahnhofstr. 6, Tel. 0821-155346, Fax 0821-513945; 97618 Niederlauer bei Bad Neustadt/Saale, Lauertalmarkt Am Rück 1, Tel./Fax 09771-3094.

*JANSON, Dr. Klaus Schop, 76133 Karlsruhe, Kaiserpassage 16, Tel. 0721-26410, Fax 0721-27780.

*KNACK-PUNKT, 73230 Kirchheim, Alleenstr. 87, Tel./Fax 07021-41726; 27472 Cuxhaven, Präsident-Herwig-Str. 40, Tel. 04721-62820.

*KOSMETIK-BAZARE: Interessengemeinschaft der Kosmetik-Bazare e.V., 28203 Bremen, Ostertorsteinweg 25-26, Tel. 0421-701699, Fax 0421-75531; 30159 Hannover, Knochenhauer Str. 6, Tel. 0511-326236, Fax 05066-693505; 31582 Nienburg, Leinstr. 22, Tel. 05021-12825, Fax 05021-600808; 31785 Hameln, Thiewall 4, Tel./Fax 05151-22576; 32257 Bünde, Bahnhofstr. 31, Tel. 05223-5133, Fax 05232-71219; 32756 Detmold, Paulinenstr. 9, Tel. 05231-39614, Fax 05231-39691; 33615 Bielefeld, Arndtstr. 51, Tel. 0521-131008, Fax 05232-71219; 34414 Warburg, Hauptstr. 46, Tel. 05641-60467, Fax 05641-60648; 35037 Marburg, Augustinergasse, Tel. 06421-161363, Fax 0641-76450; 35390 Gießen, Frankfurter Str. 1, Tel. 0641-76979, Fax 0641-76450; 37073 Göttingen, Papendiek 31, Tel./Fax 0551-5084800; 37671 Höxter, Am Markt 2a, Tel./Fax 05271-380095; 48431 Rheine, Marktstr. 14, Tel./Fax 05971-15421; 53721 Siegburg, Holzgasse 47, Tel./Fax 02241-590942; 59555 Lippstadt, Blumenstr. 1, Tel. 02941-78466, Fax 02947-5276; 63924 Kleinheubach, Dientzenhofer Str. 14, Tel. 09371-68861, Fax 09371-947640; 65183 Wiesbaden, Marktstr. 14, Tel. 0611-379370, Fax 06124-3329; 75172 Pforzheim, Bahnhofstr. 9, Tel. 07231-33254, Fax 07452-67025.

LA VITA, 52428 Jülich, Marktstr./Ecke Große Rorstr.

LA VITA, 84028 Landshut, Grasgasse 318, Tel./Fax 0871-24424.

LAVITA, Naturkosmetik & mehr, 45894 Gelsenkirchen-Buer, Blindestr.3, Tel. 0209-1771080/81, Fax: 0209-1771082.

MARGOTS BIOECKE, 51143 Köln-Porz, Josefstr./Ladenzeile Busbahnhof, Tel. 02203-55242, Fax 02203-593065.

*NATURWARENLADEN Löschner, 97447 Gerolzhofen, Weiße-Turm-Str. 1, Tel. 09382-4115, Fax 09382-5692, e-mail: naturwarenladen@t-online.de

*OMIKRON, 74382 Neckarwestheim, Ländelstr. 32, Tel. 07133-17081, Fax 07133-17465.

*PURA NATURA, 90402 Nürnberg, Johannesgasse 55, Tel. 0911-209522, Fax 0911-2447507.

SPINNRAD/CERTUS HANDELS GmbH, Gutenbergring 36-38, 22848 Norderstedt; Auslieferungsläden: 03046 Cottbus, Flamingo-Apotheke, Bahnhofstraße 63, Tel.: 0355/780730; 04109 Leipzig, Naturparadies, Strohsackpassage, Nikolaistr. 6-10; Tel.: 0341/ 9612205; 09337 Hohenstein-Ernsthal, Reformhaus Major Tee & Co., Dresdener Straße 5; Tel.: 03723/3961; 09350 Lichtenstein / Sachsen, Major`s Tee & Co, Marktsteig 2, Tel.: 037204/83624; 09599 Freiberg, Apotheke im Kaufland, Häuersteig 8, Tel.: 03731/76274, wienberg@apotheke-kl-freiberg.de, http://www.kauflandapotheke-freiberg.de; 10178 Berlin-Mitte, Natur Art, Einkaufscenter Berlin-Carré / Alexanderplatz, Karl-Liebknecht-

Straße 13, Tel.: 030/2428862; 10247 Berlin, Tee Krentzchen, Mainzer Str. 24, Tel.: 030/29 49 935; 10961 Berlin- Kreuzberg, Naturebox Naturkosmetik, Zossener Straße 32, Tel: 030/69508303, http://www.naturebox.de; 12099 Berlin, Reformhaus Gesund & Schön, Tempelhofer Damm 152, Tel.: 030/75659320; 12555 Berlin, Natur-Garten, Alt Köpenick 14, Kay Fabig, Tel.: 030/65 48 89 88, http://www.natur-garten.de; 13357 Berlin-Wedding, Kräuter Meyer, Gesundbrunnencenter, Badstraße 4, Tel.: 030/49308974; 15366 Hönow, Teevielfalt, Mahlsdorfer Straße 61 HEP, Tel.: 030/9953932; 15517 Fürstenwalde, Vital Center, Eisenbahnstraße 136, Tel.: 03361/693444; 16303 Schwedt, OASEpur, Ringstraße 1, Tel: 03332/838820; 16321 Bernau, Gesundheitsinsel am Steintor, Berliner Straße 2, Tel.: 03338/708577, http://www.bernau.com/steintorapotheke; 18055 Rostock, Edda's Hoflädchen, Rostocker Hof, Tel.: 03361/69344; 18057 Rostock, Teekontor Rostock, Doberaner Straße 10-12, Tel.: 0381/514457; 18146 Rostock, Teestübchen Kelsch, Goorstorferstraße 50 (REAL), Tel.: 0381/6002177; 18209 Bad Doberan, Edda's Teelädchen, Am Markt 14, Tel.: 038203/16459; 20095 Hamburg-Innenstadt, Vitapharm-Apotheke, Bergstr. 7, Tel.: 040/32527690; 20354 Hamburg, Teestation „Die gemütliche Teestube", Stephansplatz 10, Bankpassage, Tel.: 040/352009; 21031 Hamburg- Bergedorf, Spinnrad Partner Schnelle, Alte Holstenstraße 30, Tel.: 040/7214697; 21073 Hamburg-Harburg, Arcaden Apotheke, Lüneburger Straße 45, Tel.: 040/30092121; 21493 Schwarzenbeck, Die Stadt Apotheke, Lauenburger Straße 10, Passage, Tel.: 04151/3313; 21502 Geesthacht, Buntenskamp Apotheke, Buntenskamp 5a, Tel.: 04152/75073, http://www.buntenskamp-apotheke.de; 21614 Buxtehude, Silber & Co., Stavenort 1, Tel.: 04161/513866; 21682 Stade, Delphin-Apotheke, Große Schmiedestraße 6, Tel.: 04141/777 430; 22045 Hamburg-Jenfeld, Berliner Bär Apotheke, EKZ Berliner Platz / Dahlemer Ring 15, Tel.: 040/6723132, http://www.berliner-baer-hamburg.de; 22111 Hamburg-Billstedt, Kräuter Meyer, Billstedt Center, Tel.: 040/73671978; 22159 Hamburg-Farmsen, Center-Apotheke, Berner Heerweg 173-175, Tel.: 040/6430041; 22415 Hamburg, Apotheke am Langenhorner Markt, Langenhorner Markt 9, Einkaufszentrum, Tel.: 040/53283890, Apotheke-hh@t-online.de; 23552 Lübeck, Adler-Apotheke, Breite Str. 71, Tel.: 0451/79 88 515, adler-apotheke-luebeck@t-online.de; 23562 Lübeck-St.Jürgen, Reformhaus St. Jürgen, Ratzeburger Allee 27 a, Tel.: 0451/5041250; 23566 Lübeck-Buntekuh, Reformhaus im Citypark, Herrenholz 14, Tel.: 0451/2033548; 23611 Bad Schwartau, Stadt-Apotheke Sanitätshaus, Lübecker Str. 18, Tel.: 0451/29 250-11, stadt-apotheke@klindwort.de,http://www.klindwort.de; 23774 Heiligenhafen, Ostsee Tee Hus, Kirchenstraße 1, Tel.: 04362/7027; 23879 Mölln, Stadt-Apotheke, Am Bahnhof 2, Tel.: 04542/39 48, http://www.stadt-apotheke-moelln.de; 23966 Wismar, Teekontor Wismar, Altwismarstr. 24, Tel.: 03841/213320; 24217 Schönberg, De Teepott, Bahnhofstraße 17, Tel.: 04344/6213, http://www.ostsee-tee.de; 24534 Neumünster, Stadt-Apotheke, Großflecken 20, Tel.: 04321/49490, http://www.stadtapotheke-nms.de; 24768 Rendsburg, Eider Enten Apotheke, Friedrichstädter Straße 51, Tel.: 04331/433780; 24937 Flensburg, Delphin Apotheke, Südermarkt 12, Tel.: 04611/50400; 25746 Heide, tea & more in der Stadtbrücken-Apotheke, Hamburger Str. 26-28, Tel.: 0481/877 80; 26209 Hatten-Sandhaus, Flora Apotheke, Bahnhofstraße 15, Tel.: 04481/234; 26209 Sandkrug, Flora Apotheke, Bahnhofstraße 15, Tel.: 04481/234; 26388 Wilhelmshaven, Spinnrad Partner Meitzler, Preußenstr. 46, Tel.: 04421/806040; 26721 Emden, 1-2-3 Geschenkartikel & mehr, Neutorstraße 36, Tel.: 04921/942391; 27578 Bremerhaven- Specken, Spinnrad Partner Buse, Langener Landstr. 271, Tel.: 0471/805219; 27749 Delmenhorst, Delme Tee Contor, Lange Straße 97, Tel.: 04221/129689; 28199 Bremen-Neustadt, Delme Tee Contor, Pappelstraße 99-101, Tel.: 0421/501431; 28203 Bremen-Steintor, Fach-Drogerie-Blank, Vor dem Steintor 43, Tel.: 0421/72260; 28215 Bremen-Findorf, Lilje-Naturkosmetik, Hemmstr. 182, Tel.: 0421/3509850; 30159 Hannover, Ernst August Apotheke, Bahnhofstraße 8, Tel.: 0511/363432; 30159 Hannover-City, S.B.S. Naturkosmetik, Georgstraße 7, Tel.: 0511/7000815; 30161 Hannover-Nordstadt, Reformhaus Bertram, Lister Meile 46, Tel.: 0511/319313; 30519 Hannover, Naturprodukte Oasis, Abelmannstraße 8, Tel.: 0511/4735102; 30823 Garbsen, Teehaus Schwarzer Drache, Havelser Straße 1 / EKZ Mitte, Tel.: 05131/ 44 18 84; 31134 Hildesheim, Andreas Apotheke, Almstraße 3, Tel.: 05121/91760; 31655 Stadthagen, Aesculap-Apotheke, Enzer Str. 10, Tel.: 05721/16 64, aesculap-apo@t-online.de, http://www.aesculap-apotheke-stadthagen.de; 31737 Rinteln, Engel-Apotheke seit 1619, Markt 15, Tel.: 05757/42060; 31785 Hameln, Reformhaus Bertram, Kleine Straße 25, Tel.: Tel: 05151/94 500; 32049 Herford, Hansa-Apotheke, Hansastraße 26, Tel.: 05221/998250; 32547 Bad Oeynhausen, Apotheke im Werrepark, Mindener Straße 24, Tel.: 0573/1105725; 32756 Detmold, Tee & Krämerladen, Krumme Straße 56, Tel.: 05231/31804, http://www.ingrids-teeladen.de; 33098 Paderborn, Reformhaus Strauch (Seibel GmbH), Rosenstraße 17, Tel.: 05251/21001; 33154 Salzkotten, Sälzer-Apotheke, Lange Str. 23, Gertrud Schaefer, Tel.: 05258/940 610, info@saelzer-apotheke.de, http://www.saelzerapotheke.de; 33175 Bad Lippspringe, Reformhaus Strauch (Seibel GmbH), Arminiusstraße 10, Tel.: 05252/6962; 33602 Bielefeld-Zentrum, Teegarten, Marktpassage Bahnhofstraße 27a, Tel.: 0521/139015; 33758 Schloss Holte-Stukenbrock, Arminius Apotheke, Holter Straße 4, Tel.: 05207/3293; 34225 Baunatal, Neue Apotheke, H.- Nordhoff -

Straße 7, Tel.: 0561/949580; 34454 Arolsen, Akazien-Apotheke, Bahnhofstraße 16, Tel.: 05691/2074; 35037 Marburg, Schlossberg Apotheke, Universitätsstraße 5, Tel.: 06421/23443; 36043 Fulda, Florenberg Apotheke, Chattenstraße 26, Tel.: 0661/9429300; 36381 Schlüchtern, Lotichius-Apotheke, Lotichiusstraße 46, Tel.: 06661-96210, http://www.lotichius-apotheke.de; 37073 Göttingen, Göttinger Reformhaus, Lange Geismar Straße 44, Tel.: 0551/56058; 37079 Göttingen, Reformhaus im Kaufpark, Otto Brenner Straße 1, Tel.: 0551/56058; 38226 Salzgitter Lebensted, Reformhaus Bertram, In den Blumentriften 1, Tel.: 05341/43324; 38440 Wolfsburg, Garias, Die natürliche Drogerie, Kaufhofpassage 8, Tel.: 05361/655500; 38640 Goslar, Reformhaus Bertram, Breite Straße 8, Tel.: 05321/22087; 38855 Wernigerode, Reformhaus Saaber, Ringstraße 31-37, Tel.: 03943/603300; 40227 Düsseldorf-Oberbilk, Schwanen-Apotheke, Kölner Straße 258, Tel.: 0211/787837, http://www.schwanen-apo.com; 40591 Düsseldorf-Wersten, Apotheke Dr. Herrmann, Kölner Landstraße 205, Tel.: 0211/7580840, http://www.apotheke-dr-herrmann.de; 40597 Düsseldorf-Benrath, Spinnrad Partner Steioff, Hauptstraße 9, Tel.: 0211/7180811; 41061 Mönchengladbach, Spinnrad Partner Steioff, Hindenburgstraße 12, Tel.: 02161/567960; 42853 Remscheid, Adler Apotheke/ Herba Reformhaus, Alleestr. 11, Tel.: 02191/92 30 26, ruepp@aar.de; 44649 Herne 2 (Wanne), Reformhaus Klaas (Seibel GmbH), Hauptstraße 261, Tel.: 02325/73996; 44795 Bochum, Alte Apotheke Weitmar, Hattinger Straße 334, Tel.: 0234/431421, http://www.alte-apotheke-bochum.de; 44869 Bochum, Bio S-Bahnhof, Höntroper Straße 48, Tel.: 02327/52277; 45127 Essen-City, Spinnrad & more, City-Center / Porscheplatz, Tel.: 0209/947840, http://www.the-trading-enterprise.com; 45276 Essen-Steele, Abaddon, Bochumer Straße 2-4, Tel.: 0201/5927734; 45468 Mülheim/ Ruhr, Reformhaus Seibel GmbH, Forum City am Hbf., Tel.: 0208/385374; 45657 Recklinghausen, Duftkännchen Ott, Reitzensteinstr. 50, Tel.: 02361/16216, www.elfie@gmx.de; 45699 Herten, Reformhaus Klaas (Seibel GmbH), Ewaldstraße 17, Tel.: 02366/87231; 45879 Gelsenkirchen-City, Rosen-Apotheke, Robert-Koch-Straße 2, Tel.: 0209/22104; 45881 Gelsenkirchen-Schalke, Spinnrad & more, Wilhelminenstraße 165-167, Tel.: 0209/947840, http://www.the-trading-enterprise.com; 46047 Oberhausen, Reformhaus Seibel GmbH, Centro EKZ, Tel.: 0208/802001; 46145 Oberhausen, Glocken Apotheke, Kantstraße 17, Am kleinen Markt, Tel.: 0208/669414; 46236 Bottrop, Pinguin Apotheke, Osterfelder Straße 15, Tel.: 02041/28892; 46397 Bocholt, Reformhaus Feldmann, Königstraße 6, Tel.: 02871/226175; 47167 Duisburg - Neumühl, Alpha Apotheke, Lehrerstraße 5, Tel.: 0203/9948510; 47495 Rheinberg, Römer Apotheke, Bahnhofstraße 35, Tel.: 02843/6116; 47495 Rheinberg, Römer Apotheke, Bahnhofstraße 35, Tel.: 02843/6116; 47495 Rheinberg, Römer Apotheke, Römerstraße 16, Tel.: 02843/6116; 48143 Münster, Mocca-Haus Fritz, Aegidiistraße 54, Tel.: 0251/4844683; 48143 Münster, Spinnrad-Partner Fritz, Rothenburg 53, Thomas Bzowka, Tel.: 0251/46094, 48231 Warendorf, Spinnrad Partner Koschorreck, Ostwall 41, Tel.: 02581/787789; 49565 Bramsche, Das Kunst-Stückchen, Große Straße 33, Tel.: 05461/880688, heikelienert@gmx.de; 49661 Cloppenburg, Königs-Apotheke, Mühlenstr. 2, Tel.: 04471/21 59, info@koenigs-apotheke.com, http://www.koenigs-apotheke.com; 50259 Pulheim-Stommeln, Das Stommelner Gesundhaus-Adler Apotheke & Refor, Josef-Gladbach-Platz 8, Tel.: 02238/2023; 50354 Hürth, Rosen-Apotheke, Kaulardstr. 44, Tel.: 02233/965252, info@rosenapotheke-huerth.de, http://www.rosenapotheke-huerth.de; 50667 Köln, Naturprodukt24.com, Breitestr. 80 - 90, Tel.: 0221/851107, emmillia@gmx.de, http://www.naturprodukt24.com; 50678 Köln, Severin Apotheke, Severin Straße 45, Tel.: 0221/313185; 51143 Köln, Margot's Bioecke, Wilhelmstraße, Tel.: 02203/55242; 52349 Düren, Spinnrad Partner Härrig, Josef Schregel Straße 48, Tel.: 02421/10082; 52477 Alsdorf, Anna-Apotheke, Bahnhofstraße 59, Tel.: 02404/90610, http://www.anna-apotheke.com; 53173 Bonn, Alte Apotheke, Koblenzer Str. 58, Stefan Fröling, Tel.: 0228/353001, info@alte-apotheke.com, http://www.alte-apotheke.com; 53757 St. Augustin, Süd-Apotheke, Südstr.33, Tel.: 02241/202023; 53840 Troisdorf, Bioshop, Kölner Straße 36a, Tel.: 02241/978091; 54290 Trier, Vier-Länder-Apotheke, Brotstraße 45, Tel.: 0651/44909; 54292 Trier, Christophorus Apotheke, Theodor Heuss Allee 18, Tel.: 0651/25816; 54516 Wittlich, Minotaurus Tee & Naturwaren, Himmeroder Straße 9-11, Tel.: 06571/96273, http://www.spin-nature.de; 55116 Mainz, Apotheke am Brand, Am Brand 28, Dr. rer. md. K. Albers, Tel.: 06131/231819, dr.klaus.albers@t-online.de, http://www.apotheke-am-brand.de; 55116 Mainz-City, Schiller-Apotheke, Emmeranstraße 3, Tel.: 06131/225147; 55128 Mainz, Center Apotheke im Gutenbergcenter, Essenheimer Str. 222, Tel.: 06131/1407666; 56068 Koblenz, Schloss-Apotheke, Schlossstraße 17, Tel.: 0261/18430; 56170 Bendorf, Center-Apotheke, Hauptstraße 125, Tel.: 02622/903377, http://www.center-apotheke-bendorf.de; 59555 Lippstadt, Röss'l-Apotheke, Lange Straße 56, Tel.: 02941/4207; 59597 Erwitte, Adler Apotheke, Hellweg 9b, Tel.: 02943/49320; 63739 Aschaffenburg, Die Teestube, Treibgasse 10, Tel.: 06021/26795; 63739 Aschaffenburg, Die Teestube, Sandgasse 29, Tel.: 06021/26795; 65185 Wiesbaden, Bettinas Kramladen, Körnerstraße 6; 65929 Frankfurt-Höchst, TEE-FEE, Emmerich-Josef-Straße 31, Tel.: 069/36007979; 66117 Saarbrücken, Bellevue-Apotheke, Metzer Straße 102, Tel.: 0681/56582; 66386 St. Ingbert, Die Tee-Liebe, Pfarrgasse 2, Tel.: 06894/34034; 66424 Homburg/Saar, Ringelblume Naturfeinkost, Saarbrücker Straße 5, Tel.:

06841/64594; 66440 Blieskastel, Die Tee Liebe, Kardinal Wendel Straße 51, Tel.: 06842/507603; 66540 Neunkirchen-Wiebelskirchen, Glück-auf-Apotheke, Kuchenbergerstr. 29, Tel.: 06821/57880; 66606 St.Wendel, Luisen Apotheke, Bahnhofstraße 18, Tel.: 06851/3127; 67065 Ludwigshafen-Gartenstadt, Kreuz-Apotheke, Maudacherstraße 201, Tel.: 0621/552152; 67067 Ludwigshafen-Maudach, Barbara-Apotheke, Silger Straße 7, Tel.: 0621-551440; 67071 Ludwigshafen-Oggersheim, Ritter Apotheke, Dürkheimer Straße 30, Tel.: 0621/676513; 67098 Bad Dürkheim, Löwen-Apotheke, Stadtplatz 9, Tel.: 06322/8001, http://www.loewenapotheke-duew.de; 67136 Fussgönheim, Schloss-Apotheke, Bahnhofstr. 8, Tel.: 06237/977 20, schlossapotheke-fuss-goenheim@t-online.de, http://www.apotheke-fussgoenheim.de; 67433 Neustadt, Stern-Apotheke, Hauptstr. 82, Tel.: 06321/2367, http://www.stern-apotheke-neustadt.de; 67655 Kaiserslautern, Potpourrie, Pirmasenser Straße 8, Tel.: 0631/4149045; 67716 Heltersberg, Holzland-Apotheke, Hauptstr. 44, Tel.: 06333/99160, holzlandapotheke@ad.com; 68259 Mannheim, Drogerie Wagenhals-Freyburger, Hauptstraße 23, Tel.: 0621-791754; 69117 Heidelberg, Teemeister Tan, Hauptstraße 24, Tel.: 07131/84013; 70806 Kornwestheim, Stern Apotheke, Bahnhofstraße 2-6, Tel.: 07154/29252; 71034 Böblingen, Apotheke Hulb, Otto-Lilienthal-Straße 24, Tel.: Tel.07031-469317; 71634 Ludwigsburg, Spinnrad Partner Baccar, Holzmarkt 2, Tel.: 07141-6434114; 73430 Aalen, Aalener Teeladen, Mittelbachstraße 20, Tel.: 07171/39778; 74072 Heilbronn, Heilbronner Teeladen, Kirchbrunnenstraße 11, Tel.: 07131/84013; 76133 Karlsruhe, Janssen Kaffee und Tee, Kaiserstraße 38, Tel.: 0721/378484; 76297 Stutensee, Tee und Service, Hindenburgstr. 52, Tel.: 07249/599; 76829 Landau, Engel Apotheke, Marktstraße 90, Tel.: 06341/86661; 76863 Herxheim, Alte Apotheke von 1837, Obere Hauptstraße 1, Tel.: Tel.07276-8578; 76887 Bad Bergzabern, Markt Apotheke, Marktstraße 22, Tel.: 06343/93550; 83022 Rosenheim, Spinnrad Partner Kempf, Stadtcenter Kufsteiner Straße; 83278 Traunstein, Spinnrad Partner Kempf, Maximilianstraße 33, Tel.: Tel.0861/69506; 88074 Meckenbeuren, Die grüne Schiene, Am Bahnhofsplatz 16, Tel.: 07542/912570; 88326 Aulendorf, Inspiration, Kornhausstraße 1, Tel.: 07525/913100; 89520 Heidenheim, Silvi's Lädle, Würzburger Straße 21, Tel.: 07321/65440; 91541 Rothenburg, Rothenburger Projektschmiede e.V., Schlachthofstr. 37 c, Tel.: 09861/935 133, http://www.projektschmiede.org; 92237 Sulzbach-Rosenberg, St. Anna-Apotheke, Rosenberger Straße 31, Tel.: 09661/4065, http://www.stanna-apotheke.de; 95028 Hof, Alraune, Marienstraße 52, Tel.: 09281/16253; 96215 Lichtenfels, Rats-Apotheke, Innere Bamberger Str. 6-8, Tel.: 09571/2544, kontakt@ratsapotheke-lichtenfels.de, http://www.ratsapotheke-lichtenfels.de; 97421 Schweinfurt, Spinnrad Partner Riedl, Lange Zehnstraße 20, Tel.: 09721 / 533524; 99084 Erfurt, Apollo Vital, Anger 2, im Karstadt Sporthaus, Tel.: 0361/241166; 99084 Erfurt, Apollo Apotheke, Juri Gagarin Straße 94, Tel.: 0361/241166.

In der Schweiz:
*INTERWEGA Handels GmbH, CH-8863 Buttikon, Kantonsstr. 49, Tel. 055-4441854, Fax 055-4442477.

Die mit * gekennzeichneten Firmen betreiben auch Versandhandel. Einige Substanzen erhalten Sie auch in Reformhäusern, Drogerien, Apotheken, Bioläden und Lebensmittelläden. Vergleichen Sie die Preise!

Hinweis:
Autoren und Verlag bemühen sich, in diesem Verzeichnis nur Firmen zu nennen, die hinsichtlich der Substanzen und Preise zuverlässig und günstig sind. Trotzdem kann eine Gewährleistung von Autoren und Verlag nicht übernommen werden. Irgendwelche Formen von gesellschaftsrechtlicher Verbindung, Beteiligung und/oder Abhängigkeit zwischen Autoren und Verlag einerseits und den hier aufgeführten Firmen andererseits existieren nicht.
Nachfolgend finden Sie einige Adressen, bei denen Sie spezielle im Buch beschriebene Produkte beziehen können:

DIE BAMBUSBRÜCKE, 71576 Burgstetten, Lutherstrasse 27, Tel. 07191-980486, Fax 07191-733449
DIE BAMBUSBRÜCKE TEESTUDIO, 70176 Stuttgart, Gutenbergstrasse 3, E-Mail: info@bambusbruecke.de

GAMU – Gesellschaft für angewandte Mykologie und Umweltstudien mbH, Institut für Pilzforschung, 47800 Krefeld, Hüttenallee 241, Tel. 02151-58940, Fax 02151-589435, http://www.gamu.de, info@gamu.de

FORSTAMT ENTENPFUHL, 55566 Bad Sobernheim, Tel. 06756-265 +325, Fax 06756-894, E-Mail: Forstamt.Entenpfuhl@wald-rlp.de

SANATUR GmbH, 78224 Singen, Georg-Fischer-Str. 40a, Tel. 07731-87830, Fax 07731-878381, http://www.sanatur.de, E-Mail: info@sanatur.de

SÜDFLORA BAUMSCHULEN, Peter Klock, 22607 Hamburg, Stutsmoor 42, Tel. 040-8991698, Fax 040-8901170, E-Mail: Peterklockh@aol.com